Aus dem Chemischen Laboratorium der Medizinischen
Universitätsklinik Zürich

Beiträge zur Chemie der proteolytischen Fermente.

Habilitationsschrift

zur

Erlangung der venia legendi

einer

Hohen Medizinischen Fakultät

der

Universität Zürich

vorgelegt von

Dr. Eugen Herzfeld

von Nagybecskerek (Ungarn)

Chemiker der Medizinischen Universitätsklinik Zürich

ISBN 978-3-662-24480-7   ISBN 978-3-662-26624-3 (eBook)
DOI 10.1007/978-3-662-26624-3

Beiträge zur Chemie der proteolytischen Fermente.

Als das wichtigste Ziel der neueren katalytischen Forschung kann das Studium der fermentativen Vorgänge bezeichnet werden. Die Definition der Katalysatoren und ihre Beziehung zu den Fermenten ist besonders aus der geschichtlichen Entwicklung ersichtlich.

Die erste Entdeckung in dieser Richtung hat im ersten Drittel des 19. Jahrhunderts der Apotheker Kirchhoff in St. Petersburg gemacht. Er fand, daß Stärke durch Kochen mit verdünnten Säuren, ohne Verbrauch derselben, zunächst in Dextrin, dann schließlich in Zucker umgewandelt wird. Dieser Beobachtung folgte die Entdeckung des französischen Chemikers Thénard[1]), daß das von ihm zuerst dargestellte Wasserstoffsuperoxyd in wässeriger Lösung durch Zugabe der geringsten Mengen von Platinschwamm, Braunstein oder Blutfibrin spontan Sauerstoff abgibt, ohne daß diese Substanzen die geringste Veränderung erfahren hätten. Der Chemiker von Jena, Döbereiner, fand, daß Wasserstoffgas bei Berührung mit Platinschwamm sich fast momentan entzündet. Mitscherlich machte die interessante Beobachtung, daß man mit einer bestimmten Menge konzentrierter Schwefelsäure unbeschränkte Mengen von Alkohol in Äther überführen könne. Er bezeichnete solche Substanzen, die einfach durch ihre Anwesenheit Reaktionen bewirken können, als Kontaktsubstanzen. Der schwedische Chemiker Berzelius führte dann den Namen Katalyse für eine Anzahl chemischer Vorgänge ein, die zu ihrem Ablauf der Gegenwart gewisser Stoffe bedürfen, die selbst scheinbar nicht verbraucht oder verändert werden. Er wollte hiermit eine Anzahl, in ihrem Verlauf unerklärte chemische Prozesse, wie die Ätherbildung, Umwandlung der Stärke durch Säuren in Dextrin und Zucker, den Zerfall von Wasserstoffsuperoxyd durch Platin, einheitlich zusammenfassen.

Bereits Berzelius hat eine auffallende Analogie erkannt, die z. B. zwischen Kontaktwirkungen und der Wirkung des Platins auf Wasserstoffsuperoxyd oder Knallgas in der organischen Chemie und einigen Fermentwirkungen in der organischen und organisierten Welt besteht. Liebig[2]) hingegen ging in seinen Erklärungsversuchen

---

[1]) Mém. de l'Acad. des Sc. **3**, 385, 1818.
[2]) Liebigs Annal. **30**, 241; **153**, 137.

viel weiter und führte die Katalyse auf die Übertragung des Zersetzungsvorganges eines Stoffes auf andere Stoffe, die damit in Berührung sind, zurück.

Erst nach den Versuchen von Wilhelmy (1850), Harcourt und Esson (1860), Berthelot (1862), Guldberg und Waage (1867), van't Hoff[1]), Ostwald[2]) und Arrhenius als die Zeit als wesentlicher Faktor zur Messung chemischer Vorgänge eingeführt wurde, konnte Ostwald[3]) folgende experimentelle Definition der Katalyse aufstellen. „Katalyse ist die Beschleunigung eines langsam verlaufenden chemischen Vorganges durch die Gegenwart eines fremden Stoffes". Hierbei fallen zwei Charakteristika auf. Erstens ist die Menge des Katalysators im Verhältnis zur Menge der von ihm umgewandelten Stoffe zumeist verschwindend klein, so daß schon aus diesem Grunde an eine stöchiometrische chemische Umsetzung des Katalysators mit dem katalysierten Stoffe nicht ohne weiteres gedacht werden kann, obwohl die Größe der Beschleunigung meistens deutlich und oft in bereits bekannter Weise von der Menge des Katalysators abhängt. Der Katalysator beteiligt sich zweitens nicht selbst an der Reaktion und ist also oft nach der Reaktion anscheinend unverändert.

Viele Probleme der Katalyse sind heute noch ungelöst. Besonders ist dies bemerkbar beim Studium der fermentativen Prozesse, wobei man, besonders gegenwärtig, bestrebt ist, die organischen Vorgänge auf die häufig durchsichtigeren anorganischen zurückzuführen. Es sind auch schon bisher eine Reihe von Reaktionen bekannt geworden, die ebenso durch geformte und ungeformte organische Fermente, wie durch die Kontaktwirkung fein verteilter Metalle, Oxyde und anderer poröser und spezifischer Körper katalysiert werden. Eine der neueren, zusammenfassenden Darstellungen des Standes der Probleme von der Katalyse ist von Abel[4]) erschienen.

Nach Pasteur wird die Oxydation von Alkohol zu Essigsäure mit Luftsauerstoff durch das organisierte Ferment Mycoderma aceti, aber nach Davy auch durch fein verteiltes Platin beschleunigt.

Die bekannte katalytische Wirkung, die metallisches Platin und andere anorganische Kontaktsubstanzen auf das Knallgas (Döbereiner) ausüben, soll nach Saussure auch verwesenden, also fermenthaltigen Materien zukommen.

Nach Deville und Debray[5]) sowie nach Hoppe-Seyler[6]) wird der Zerfall von Ameisensäure in CO_2 und Wasserstoff nicht nur durch gewisse Bakterien, sondern auch in derselben Weise durch fein verteiltes

---

[1]) Études de dynamique chimique 1884.
[2]) Journ. f. prakt. Chem. 27, 1; 28, 440; 30, 93, 1893.
[3]) Zeitschr. f. physik. Chem. 2, 139; 15, 706; 19, 160; 29, 190.
[4]) Zeitschr. El. Chem. 11, 1913.
[5]) Compt. rend. 78, 1782, 1874.
[6]) Zeitschr. f. physiol. Chem. 5, 395; 11, 666.

Iridium, Rhodium oder Ruthenium veranlaßt. Mit der Katalyse der Ameisensäure beschäftigten sich neuerdings auch Bredig und Blackadden[1]).

Nach Schönbein[2]) wird die Bleichreaktion zwischen H_2O_2 und Indigoschwefelsäure durch Eisenvitriol oder Platinmohr ebenso beschleunigt, wie durch rote Blutkörperchen.

Nach Sulč[3]) werden verdünnte Oxalsäurelösungen in Gegenwart pulveriger oder schwammiger Metalle, wie Palladium, Platin, Silber usw., ebenso zersetzt wie nach Jorissen[4]) in Gegenwart von Schimmelpilzen.

Auch diastatische Erscheinungen, wie die hydrolytische Rohrzuckerinversion, werden nach Rayman und Sulč[5]) von fein verteilten Metallen bewirkt. Nach Schönbein[6]) wirken alle organischen Fermente und rote Blutkörperchen ebenso wie Platinmohr, fein verteiltes Gold, Silber und andere Metalle in Gegenwart von Wasserstoffoxyd bläuend auf Guajaktinktur.

Die Zersetzung von H_2O_2 in Wasser und Sauerstoffgas wird sowohl durch Platin, Gold, Silber, Iridium usw. wie durch Blutfaserstoff heftig katalysiert, ebenso aber auch nach Schönbein[7]) durch alle organischen Fermente.

Die Untersuchungen Seuters[8]) über Blutkatalyse, von Issajeff[9]) über Hefekatalyse, von Euler[10]) über Pilzkatalase und andere Untersuchungen führen zu der Ansicht, daß die fermentative H_2O_2-Zersetzung normalerweise eine Reaktion erster Ordnung sei.

Bredig[11]) fand auch bei den Vergiftungserscheinungen der Katalyse von Wasserstoffsuperoxyd auffallende Analogien zwischen den Enzymen, dem Blute und dem kolloidalen Platin. Er faßt die katalytisch aktiven Sole der Metalle und Superoxyde als einfache Modelle der Enzymwirkungen auf.

Bredig fand mit Fajans[12]) eine neue Beziehung zwischen gewöhnlichen Katalysatoren einerseits und geformten Fermenten und Enzymen andererseits. Fermente wirken auf strukturchemisch identische, aber stereochemisch verschiedene Substrate verschieden ein, und diese

---

[1]) Zeitschr. f. physik. Chemie. **48**, 1912.
[2]) Journ. f. prakt. Chem. [1], **75**, 79; **78**, 90.
[3]) Zeitschr. f. physik. Chem. **28**, 719.
[4]) Chem. Centralbl. 2, 1084, 1898.
[5]) Zeitschr. f. physik. Chem. **21**, 481; **28**, 719.
[6]) Journ. f. prakt. Chem. [1], **89**, 32.
[7]) Journ. f. prakt. Chem. [1], **89**, 24.
[8]) Zeitschr. f. physiol. Chem. **44**, 51, 1905.
[9]) Zeitschr. f. physiol. Chem. **42**, 44, 1904—1905.
[10]) Beiträge z. chem. Physiol. u. Pathol. **7**, 1, 1906.
[11]) Zeitschr. f. physik. Chem. **37**, H. 1, 1901.
[12]) Ber. **1908**. H. 4. S. 752.

stereochemische Spezifität der Enzymwirkung ist häufig als wesentlicher Unterschied zwischen Enzym und Katalysator aufgefaßt worden. Obigen Forschern ist es gelungen, bei dem Zerfall der optischaktiven Camphocarbonsäure im Campher und Kohlensäure den Nachweis zu führen, daß eine Base (Nikotin), die den Vorgang katalytisch beschleunigt, die d- und l-Form mit verschiedener Geschwindigkeit zersetzt.

Bredig und Fiske[1]) konnten auch das Emulsin bei der Synthese des Cyanhidrins durch chemisch wohl definierte Substanzen ersetzen. Sie nahmen als Kontaktsubstanz Chinin bzw. Chinidin und erhielten im ersteren Falle das rechtsdrehende Cyanhydrin, im letzteren das linksdrehende als Reaktionsprodukt. Dies ist ein typisches Beispiel für die Analogie zwischen Fermentwirkungen und Katalysatoren.

Rosenthaler[2]) hat die Bildung von d-Benzaldehydcyanhydrin unter dem Einfluß von Emulsin als Beitrag zur asymmetrischen Synthese untersucht.

C. S. Hudson[3]) hat die Inversion des Rohrzuckers durch Invertin eingehend studiert. Die Inversion scheint etwas anderen Gesetzen zu folgen bei der Invertinwirkung als durch Säuren.

Acree[4]) schließt sich der besonders von Bredig vertretenen Theorie an, daß sich das Enzym mit dem Substrat unter Bildung eines Zwischenkörpers vereinigt. Es wird für wahrscheinlich erachtet, daß die Enzyme die Gruppe CONH enthalten, d. h. die Enzyme sind Verbindungen von amphoterem Charakter. Da die Hydroxylgruppen der Zucker und Ester jedenfalls auch basische und saure Eigenschaften besitzen, so sind die Bedingungen für Bildung von Zwischenkörpern gegeben.

Solche Zwischenprodukte finden sich auch bei der Esterbildung. H. Goldschmidt hatte für die Esterbildung in absolut-alkoholischer Lösung die Theorie der Komplexbildung zwischen der katalysierenden Säure und dem Alkohol aufgestellt; durch geringe Wasserzusätze wird dieser Komplex hydrolytisch gespalten.

Daß Fermente neben ihrer abbauenden Wirkung auch Synthesen herbeiführen können, wurde von Croft Hill bewiesen, dem die Synthese eines Disaccharides aus Glucose durch Einwirkung von Maltase gelang. Kastle und Loevenhardt zeigten, daß Pankreaslipase die Bildung vom Äthylbutyrat aus Buttersäure und Äthylalkohol bewirkt.

Euler und Beth af Ugglas[5]) untersuchten den Einfluß der Temperatur auf die Inversion des Rohrzuckers durch Invertase, wobei besonders die Inaktivierung des Enzyms durch erhöhte Temperatur berücksichtigt wird. Von besonders großer Bedeutung sind die Versuche von

---

[1]) Bioch. Zeitschr. **46**, 7, 1912.
[2]) Bioch. Zeitschr. **14**, 1908.
[3]) Journ. of the Amer. Chem. Soc. **30**, 1908.
[4]) Journ. of the Amer. Chem. Soc. **30**, 1908.
[5]) Zeitschr. f. physiol. Chem. **65**, 124; **70**, 279.

Euler und Bolin[1]), die gefunden haben, daß die Laccase im wesentichen aus den Calciumsalzen von aliphatischen Oxysäuren besteht. Sie fanden Glykolsäure, Citronensäure, Äpfelsäure und Mesoxalsäure, denen also fermentative Wirkungen zukommen.

Euler und Cramer[2]) fanden, daß bei Vorbehandlung von Hefe oder wachsender Hefezellen mit Glucose Invertasebildung erzeugt wurde. Eine Fermenthemmung konnte nicht konstatiert werden selbst wenn der zur Vorbehandlung verwandten Lösung kein Stickstoffmaterial zugesetzt wird, sogar auch hier tritt noch eine Invertasebildung ein.

Daß bei den Hydrolysen die Anwesenheit von kolloidalen Körpern von großer Wichtigkeit ist, hat Fagiuoli[3]) nachgewiesen. Er fand, daß der kolloidale Schwefel auf die Leberautolyse eine beschleunigende Wirkung ausübt, und zwar stieg bei steigendem Zusatz diese Wirkung, nahm aber bei Zusatz von mehr als 10 mg auf 20 g Leberbrei wieder ab.

Ohta[4]) stellte ein äußerst aktives Emulsin dar, das eiweißfrei war und weder die Biuretreaktion noch die Ninhydrinreaktion gab. Die Wirkung auf Amygdalin war sehr kräftig, auch Salicin wurde zerlegt. Neuerdings soll es auch gelungen sein, wirksame Invertasepräparate herzustellen, die keine Spur von Eiweiß bzw. Eiweißderivaten enthielten, dadurch scheint die Lehre von der eiweißähnlichen Beschaffenheit der Fermente in Frage gestellt zu sein.

In jüngster Zeit haben Abderhalden[5]) und seine Mitarbeiter Versuche ausgeführt, auf Grund welcher sie die Theorie von der spezifischen Fermentwirkung aufgestellt haben. Namentlich fand Abderhalden eine derartige Fermentspezifität bei graviden Sera, die nur Placentaeiweiß abbauen sollen. Es liegt über diese Frage bereits eine äußerst umfangreiche Literatur vor, worin auch zahlreiche Autoren die Annahme einer Fermentspezifität zu bekämpfen suchen. Es mögen hier nur die Versuchsergebnisse von Stefan[6]) erwähnt werden, da diese mit den Resultaten vorliegender Arbeit leicht in Zusammenhang zu bringen sind. Stefan gelang es, durch Normalkomplementzusatz ein biologisch unwirksames Serum im Dialysierversuch zu aktivieren. Ferner gelang es ganz regelmäßig, hierdurch den Ausfall der Reaktion in un-

---

[1]) Zeitschr. f. physiol. Chem. **57**, 80, 1908; **61**, 1, 72, 1909.
[2]) Zeitschr. f. physiol. Chem. **88**, H. 6, S. 430, 1913.
[3]) Bioch. Zeitschr. **56**, H. 4, S. 291, 1913.
[4]) Bioch. Zeitschr. **58**, H. 4/5, S. 329, 1913.
[5]) Abwehrfermente, 4. Aufl. 1914.
[6]) Münch. med. Wochenschr. **1914**, H. 15, S. 802.

gewöhnlicher intensiver Weise zu verstärken. Ebenso konnte man im Dialysierversuch, in eindeutiger Weise, hitzeinaktivierte Seren aktivieren, vorausgesetzt, daß bestimmte quantitative Verhältnisse eingehalten wurden.

Verfasser[1]) hat sich besonders mit der Methodik zum Nachweis der bei solchen Proteolysen entstandenen Abbauprodukte beschäftigt. Bei diesen Versuchen gelang es mit Hilfe der Ruhemannschen Triketohydrindenhydratreaktion eine spektrophotometrische und eine colorimetrische Bestimmungsmethode der dialysierbaren Abbauprodukte auszuarbeiten. Mit Hilfe dieser Methoden war es möglich, sehr schwache Eiweißhydrolysen quantitativ zu verfolgen. So wurden bei der Abderhaldenschen Schwangerschaftsreaktion (Dialysierverfahren) die in den Dialysaten enthaltenen Abbauprodukte quantitativ bestimmt und untereinander verglichen. Hierbei zeigte es sich, daß die graviden Sera schon allein größere Mengen der mit Ninhydrin reagierenden Stoffe enthielten als die nichtgraviden Sera. Ferner bauten einerseits auch nichtgravide Sera Placenta ab, nur nicht so stark wie die graviden Sera, andererseits hatten die graviden Sera nicht nur Placenta in dieser Weise abgebaut, sondern auch andere Eiweißkörper, wie Albumin, Fibrin, Casein, Edestin, Vitellin. **Die Befunde widersprechen folglich einer Annahme der Spezifität der abbauenden Faktoren**, und es scheint aus ihnen hervorzugehen, daß es sich bei positiven und negativen Schwangerschaftsreaktionen nicht um qualitative, sondern um quantitative Unterschiede handeln kann.

Die stets eindeutig festgestellte Tatsache, daß alle stark abbauenden Sera, auch allein dialysiert, größere Mengen mit Ninhydrin reagierender Verbindungen enthielten, legte mir die Vermutung nahe, ob nicht solche dialysierbaren Verbindungen bei der Proteolyse eine wichtige Rolle spielen. Um diese Frage beantworten zu können, schien mir die Untersuchung isolierter Fermentpräparate geeignet zu sein.

Es wurden zunächst je vier Pepsin- und Trypsinpräparate nach den bekannten Verfahren auf ihren Wirkungsgrad geprüft und dementsprechend klassifiziert.

---

[1]) Bioch. Zeitschr. **59**, H. 3/4, 1914.

I. Pepsin am besten wirkend   V. Trypsin am besten wirkend
II. „ gut „ VI. „ gut „
III. „ schwach „ VII. „ schwach „
IV. „ „ „ VIII. „ „ „

Beim Vergleich des Stickstoffgehaltes obiger Trockenpräparate zeigte sich eine auffallende Übereinstimmung mit dem Wirkungsgrad.

I. Pepsin $= 13{,}42\,^0/_0$ N   V. Trypsin $= 17{,}45\,^0/_0$ N
II. „ $= 9{,}55\,^0/_0$ „   VI. „ $= 14{,}71\,^0/_0$ „
III. „ $= 4{,}20\,^0/_0$ „   VII. „ $= 5{,}68\,^0/_0$ „
IV. „ $= 4{,}46\,^0/_0$ „   VIII. „ $= 5{,}15\,^0/_0$ „

Ferner gingen mit obigen Stickstoffzahlen auch die Mengen der dialysierbaren, mit Ninhydrin reagierenden Stoffe parallel. Es wurden jeweilen $0{,}1\,^0/_0$ige (in sterilem Wasser gelöst) Lösungen hergestellt und daraus je 1 ccm = 1 mg in eine Hülse gebracht, mit Toluol überschichtet und in 20 ccm sterilen, destillierten Wassers dialysiert (Dauer 12 bis 16 Stunden). Die so erhaltenen Dialysate wurden dann quantitativ untersucht. Zu all diesen Versuchen ist es dringend notwendig, die Hülsen zu prüfen, und zwar sowohl auf die Eiweißundurchlässigkeit, wie auch auf die Durchlässigkeit für Aminosäuren. Die frisch gelieferten Hülsen werden etwa 1 Stunde in fließendem Wasser liegen gelassen, sodann mit 1 ccm einer Eiweißlösung versetzt, in numerierte, mit je 20 ccm Wasser (steril, destilliert) beschickte Kölbchen gestellt, mit Toluol überschichtet und 12 bis 16 Stunden lang im Brutschrank stehen gelassen. Die Dialysate prüft man dann mit der Biuretreaktion und einer Eiweißreaktion, z. B. Kochprobe oder Sulfosalicylsäureprobe auf Eiweiß.

Die Hülsen, die sich als eiweißundurchlässig erwiesen, wurden hierauf 2 bis 3 Stunden gewässert und mit je 1 ccm einer $0{,}1\,^0/_0$igen Glykokollösung versetzt und wie oben dialysiert. Die Dialysate dampfte man[1]) mit je 0,5 ccm einer $1\,^0/_0$igen Ninhydrinlösung auf dem Wasserbade ein, löste in je 10-ccm-Portionen den Rückstand in $90\,^0/_0$igem Alkohol, bis der Alkohol farblos blieb. Die vereinigten blauvioletten alkoholischen Lösungen konnten dann, auf ein bestimmtes Volumen aufgefüllt (50 ccm), im Colorimeter verglichen werden. Zur Herstellung der Vergleichslösung dampft man 0,5 ccm $0{,}1\,^0/_0$iger

---

[1]) Münch. med. Wochenschr. **1914**, H. 27, S. 1513.

Glykokollösung $+$ 19,5 ccm Wasser mit 0,5 ccm 1 %iger Ninhydrinlösung auf dem Wasserbade zur Trockne ein, löst den Rückstand portionsweise in 50 ccm 90 %igen Alkohols und füllt sie in die Cuvette des Colorimeters. Es empfiehlt sich, nach einigen Tagen eine frische Vergleichslösung herzustellen. Sollte man nicht ganz gleiche Nuancen erhalten, so kann die Schichtdicke so lange verringert werden, bis eben noch eine Farbe erkennbar ist. Wenn „a" die Schichtdicke der Vergleichslösung, „b" die der zu prüfenden Lösung ist, so verhalten sich a:b wie „x" zu 0,5 mg Glykokoll, vorausgesetzt, daß die zu prüfende Lösung bis zu derselben Marke (50 ccm) aufgefüllt ist wie die Vergleichslösung. Als brauchbar wurden auch diejenigen Hülsen angesehen, die zwar nicht sehr gut, jedoch untereinander gleich durchlässig waren.

Um festzustellen, wieviel die oben klassifizierten Fermentpräparate von den mit Ninhydrin reagierenden Stoffen bei der Dialyse abgeben, wurde jeweilen eine 0,1 %ige Lösung hergestellt und unter Toluol in 20 ccm dialysiert. Die Dialysate wurden auf dem Wasserbade mit je 0,5 ccm 1 %iger Ninhydrinlösung vorsichtig eingedampft, der Trockenrückstand in 90 %igem Alkohol portionsweise gelöst, bis ein bestimmtes Volumen aufgefüllt, und in die eine Röhre des Spektrophotometers gefüllt (Röhre II). Zur Füllung der anderen Röhre (Röhre I) dampft man 0,5 ccm 1 %iges Ninhydrin ein und löst den Rückstand in 20 ccm 90 %igen Alkohols (eine Menge, die zur Füllung der verwendeten 2 cm langen Röhren ausreicht). War die zu prüfende blauviolette Lösung bis 40, 50, 60 usw. ccm aufgefüllt, so entspricht dies in bezug anf die Kontrollösung einer 2-, 2,5-, 3 fachen Verdünnung, und man multipliziert mit der entsprechenden Zahl den Extinktionskoeffizienten. Diesen erhält man mit Hilfe der beiden abgelesenen Winkel α_1 und α_2; und zwar, wenn rechts Röhre I und links Röhre II liegt, so kann man α_1 ablesen, beim Auswechseln der Röhren aber α_2:

$$\varepsilon = \frac{\log \operatorname{tg} \alpha_1 - \log \operatorname{tg} \alpha_2}{d}$$

(ε = Extinktionskoeffizient, d = Röhrenlänge = 2 cm).

Dividiert man den Extinktionskoeffizienten (ε) mit der Konstante = 0,046, die man im Spektrophotometer mit Hilfe einiger Aminosäuren bestimmen kann, so erhält man die Menge von $-NH_2.COOH$ in 100 ccm Lösung, ausgedrückt in Milligrammen. Durch Multiplikation dieser Zahl mit 1,2 erhält man die entsprechende Glykokollmenge. Die bei der Untersuchung der Fermentpräparate erhaltenen Resultate sind in nachfolgender Tabelle zusammengefaßt. Jeder Versuch wurde stets dreimal wiederholt, in die Tabelle wurden jedoch nur je zwei Versuche aufgenommen. Es möge hervorgehoben werden, daß für jede Versuchsserie frisch destilliertes und steriles Wasser hergestellt wurde; die Kontrollen waren stets negativ.

Tabelle I.

Nummer	Versuch	Verdünnung ccm	Extinktions-koeffizient	100 ccm Lösg. enthalten $-NH_2.COOH$ mg	Umgerechnet auf Glykokoll mg	Bemerkungen
1	1 mg Pepsin I in 1 ccm Wasser	20	0,3849	8,36	10,03	
2	1 „ „ I „ 1 „ „	20	0,3889	8,45	10,14	Wiederholung v. Vers. 1
3	1 „ „ II „ 1 „ „	20	0,2350	5,10	6,12	
4	1 „ „ II „ 1 „ „	20	0,2350	5,10	6,12	do.
5	1 „ „ III „ 1 „ „	20	0,1136	2,46	2,95	
6	1 „ „ III „ 1 „ „	20	0,1050	2,27	2,73	do.
7	1 „ „ IV „ 1 „ „	20	0,0988	2,06	2,47	
8	1 „ „ IV „ 1 „ „	20	0,1050	2,27	2,73	do.
9	1 mg Trypsin I in 1 ccm Wasser	50	0,9975	21,68	26,02	Der gefundene Extinktionskoeffizient wurde mit 2,5 multipliziert.
10	1 „ „ I „ 1 „ „	50	0,9900	21,52	25,82	do.
11	1 „ „ II „ 1 „ „	50	0,7118	15,47	18,57	do.
12	1 „ „ II „ 1 „ „	50	0,7075	15,38	18,46	do.
13	1 „ „ III „ 1 „ „	20	0,2320	5,04	6,05	
14	1 „ „ III „ 1 „ „	20	0,2275	4,94	5,77	
15	1 „ „ IV „ 1 „ „	20	0,1410	3,07	3,69	
16	1 „ „ IV „ 1 „ „	20	0,1450	3,15	3,78	

Vergleicht man aus obiger Tabelle die Mittelwerte der in den Dialysaten erhaltenen, mit Ninhydrin reagierenden Stoffe mit den Prozenten Stickstoff der entsprechenden Fermentpräparate, so findet man sowohl zwischen Wirksamkeit und Stickstoffgehalt, wie auch zwischen Wirksamkeit und Menge der dialysierbaren, mit Ninhydrin reagierenden Stoffe eine auffallende Proportionalität. Das beste Fermentpräparat hat den größten Stickstoffgehalt und Gehalt an dialysierbaren, mit Ninhydrin reagierenden Stoffen, das minderwertigste aber die niedrigsten solcher Werte. Interessant ist, daß bei den Pepsinen die Werte für die mit Ninhydrin reagierenden Stoffe durchwegs kleiner sind als bei den Trypsinen, trotzdem daß die Stickstoffzahlen nicht sehr verschieden sind. Da nun in den Dialysaten der Fermentpräparate keine Eiweißkörper nachweisbar waren, lag die Vermutung nahe, daß bei der Dialyse der Pepsine Peptone, bei der Dialyse der Trypsine aber Aminosäuren hinausdiffundieren. Nämlich das Pepton (Polypeptid) wirkt nur mit den freien $-NH_2.COOH$-Gruppen, nach Spaltung der Peptone in seine Komponenten tritt Vermehrung der wirksamen Gruppen ein. Die Vermutung fand ihre Bekräftigung, da die Dialysate der Pepsine starke Biuretreaktionen zeigten, dagegen fiel diese, besonders bei den guten Trypsinen, negativ aus.

Da vom Pepsin bekannt ist, daß es am besten in einer etwa $0{,}5\%$igen HCl-Lösung wirkt, vom Trypsin aber, daß es in einer etwa $0{,}5\%$igen Na_2CO_3-Lösung am wirksamsten ist, war es interessant, das Pepsin und Trypsin in solschen Lösungen zu untersuchen. Es wurden deshalb von den guten Fermentpräparaten je 0,1 g Pepsin in 100 ccm $0{,}15\%$ HCl und je 0,1 g Trypsin in 100 ccm $0{,}5\%$ Na_2CO_3 gelöst, davon je 1 ccm dialysiert, die Dialysate genau neutralisiert und wie oben weiter untersucht.

Tabelle II.

Nummer	Versuch	Verdünnung ccm	Extinktions-koeffizient	100 ccm Lösg. enthalten $-NH_2.COOH$ mg	Umgerechnet auf Glykokoll mg	Bemerkungen
17	1 mg Pepsin I in 1 ccm $0{,}15\%$ HCl	20	0,3072	6,67	8,00	Versuch 3mal wiederholt.
18	1 „ „ II „ 1 „ $0{,}15\%$ „	20	0,2548	5,54	6,65	do.
19	1 mg Trypsin I in 1 ccm $0{,}5\%$ Na_2CO_3	50	0,3893	8,45	10,14	do.
20	1 mg Trypsin II in 1 ccm $0{,}5\%$ Na_2CO_3	50	0,3259	7,08	8,49	do.

Vergleicht man obige Zahlen mit den entsprechenden in der Tabelle I, so sieht man, daß die Anwesenheit von $0{,}15\%$ HCl bei den Pepsinen und von $0{,}5\%$ Na_2CO_3 bei den Trypsinen merkwürdigerweise eine bedeutende Abnahme der dialysierbaren, mit Ninhydrin reagierenden Stoffe bewirkt. Danach war jetzt zu erwarten, daß die proteolytische Wirkung durch den Säure- bzw. Alkalizusatz geschwächt wird. Dies ließ sich in der Tat feststellen. Man brachte in die Hülse 100 mg Albumin, setzte dann 1 ccm einer entsprechenden 0,1 %igen Pepsin- oder Trypsinlösung hinzu und dialysiert unter Toluol in 20 ccm Wasser. Von den erhaltenen Werten kann durch Abzug der Kontrollen die abgebaute Menge ermittelt werden. Die Resultate sind aus folgender Zusammenstellung ersichtlich.

Tabelle III.

Nummer	Versuch	Verdünnung ccm	Extinktions-koeffizient	100 ccm Lösg. enthalten $-NH_2$.COOH mg	Umgerechnet auf Glykokoll mg	Abgebaut
21	100 mg Albumin + 1 ccm Wasser	20	0,0517	1,12	1,34	—
22	100 mg Albumin + 1 ccm 0,15% HCl	20	0,0189	0,45	0,54	—
23	100 mg Albumin + 1 ccm 0,5% Na_2CO_3	20	—	Spuren	—	—
24	1 mg Pepsin in 1 ccm Wasser .	20	0,2213	4,81	5,78	—
25	1 mg Pepsin in 1 ccm 0,15% HCl	20	0,1499	3,26	3,91	—
26	100 mg Albumin + 1 mg Pepsin in 1 ccm Wasser	20	0,4427	9,62	11,54	4,42
27	100 mg Albumin + 1 mg Pepsin in 1 ccm 0,15% HCl . . .	20	0,3157	6,86	8,23	3,78
28	1 mg Trypsin in 1 ccm Wasser .	50	0,9410	20,45	24,54	—
29	1 mg Trypsin in 1 ccm 0,5% Na_2CO_3	50	0,7675	16,68	20,02	—
30	100 mg Albumin + 1 mg Trypsin in 1 ccm Wasser	100	1,9500	43,26	51,92	26,02
31	100 mg Albumin + 1 mg Trypsin in 1 ccm 0,5% Na_2CO_3 . . .	50	0,1025	26,14	31,37	11,35

Wir sehen also, daß die Anwesenheit von 15% HCl beim Pepsin und die des 0,5% Na_2CO_3 beim Trypsin auch auf die proteolytische Wirkung einen vermindernden Einfluß ausübt. Da diese Medien eine Verringerung der dialysierbaren, mit Ninhydrin reagierenden Stoffe verursachen, ist anzunehmen, daß diese von der Verminderung solcher Stoffe im Ferment allein herrühren Oder mit anderen Worten: dieselbe Menge Pepsin oder Trypsin, in Wasser gelöst, geben eine bestimmte Menge dialysierbarer, mit Ninhydrin reagierender Stoffe, aber in 0,15% HCl bzw. 0,5% Na_2CO_3 gelöst, davon weniger; ebenso steht es mit der abbauenden Wirkung in den entsprechenden Lösungen, d. h. in wässeriger Lösung wird mehr abgebaut als in saurer bzw. alkalischer Lösung. Diese Befunde untestützen die oben getroffene Annahme, daß bei der proteolytischen Wirkung der Fermente, der Menge der dialysierbaren, mit Ninhydrin reagierenden Stoffe eine wichtige Rolle zuzuschreiben ist. Auf Grund dieser Befunde bleibt noch die interessante Frage offen, was für eine Rolle der HCl bei der Pepsinwirkung und dem Na_2CO_3 bei der Trypsinwirkung zukommt. Es mögen diesbezüglich folgende Tatsachen erwähnt werden.

Es ist bekannt, daß verschiedene Eiweißkörper durch Säuren und Alkalien von verschiedener Konzentration bei den entsprechenden Temperaturen in Acidalbumine bzw. Alkalialbuminate umgewandelt werden, die dann verhältnismäßig leicht in Albumosen, Peptone und Aminosäuren übergehen. So z. B. wird das Myosin oder Myogen nach Kühne[1]) und v. Fürth[2]) schon durch einen Tropfen $n/_{10}$-HCl in wenigen Minuten in Acidalbumin übergeführt. Wenn man Eiweiß mit starken Säuren kocht, entstehen die Aminosäuren; läßt man aber verdünnte $n/_{10}$- oder $n/_4$-Salz- oder Schwefelsäure bei Zimmer- oder Bruttemperatur einwirken, so entstehen nach Goldschmidt[3]) genau dieselben Albumosen- und Peptonfraktionen, wie sie bei der Verdauung durch Pepsinsalzsäure sich finden. Es scheint also, daß die Wirkung des Pepsins sich in Art und Reihenfolge der Spaltungsprodukte nicht von einer Eiweißspaltung unterscheidet, die durch HCl vor sich geht, daß also das Pepsin die Wirkung der H-Ionen nur katalytisch beschleunigt. Dagegen unterscheidet sich die Pepsinspaltnng in Gegenwart schwacher Säuren dadurch von der Spaltung durch starke Säuren, daß sie nicht über die Peptonstufe hinausgeht und daß keine Aminosäuren gebildet werden. Diese Tatsache ist von Kühne[4]) gefunden und von Tobler[5]), Cohnheim[6]), Salaskin[7]) immer wieder bestätigt worden.

---

[1]) Protoplasma und Kontraktilität. Leipzig 1864.
[2]) Arch. f. experim. Pathol. u. Pharmakol. 36, 231, 1895.
[3]) Med. Dissert. Straßburg 1898.
[4]) Unters. a. d. physiol. Inst. Heidelberg 2, 62, 1878.
[5]) Zeitschr. f. physiol. Chem. 45, 185, 1905.
[6]) Münch. med. Wochenschr. 1907, 258.
[7]) Zeitschr. f. physiol. Chem. 32, 592, 1901; 38, 507, 1903.

Entsprechend der Spaltung durch verdünnte Säuren hat Maas[1]) Eweißkörper mit verdünntem Alkali behandelt; dabei bildete sich Alkalialbuminat, aber Peptone konnten nicht gefunden werden, da sie anscheinend weiter gespalten werden.

Auf Grund obiger Tatsachen scheint es hervorzugehen, daß bei der Pepsinverdauung die Säure und bei der Trypsinverdauung das Alkali zunächst eine eiweißlösende Wirkung entfaltet, wobei sich Acidalbumine bzw. Alkalialbuminate bilden, weiterhin aber auch eine Spaltung der Acidalbumine in Peptone, der Alkalialbuminate in Aminosäuren befördert. Die Fermente haben die Fähigkeit, diese Prozesse katalytisch zu beschleunigen. Da schon Wasser allein in geringem Maße auch denaturierte Eiweißkörper zu lösen und hydrolytisch zu spalten vermag, so war es zu erwarten, daß die Fermente auch in wässeriger Lösung ihre katalytische Wirkung entfalten. Wie aus Tabelle III ersichtlich, hatten diese in wässeriger Lösung größere Mengen der mit Ninhydrin reagierenden Stoffe abgespalten als in saurer bzw. alkalischer Lösung.

Aus den bisherigen Versuchen mögen besonders folgende Tatsachen hervorgehoben werden. **Die wirksamen Fermentpräparate gaben schon beim Dialysieren allein mehr von den mit Ninhydrin reagierenden Stoffen ab, und bauten von denselben Eiweißkörpern auch mehr solcher Stoffe ab, als die weniger wirksamen. Bei der Dialyse der Pepsine gaben die Dialysate stets die Biuretreaktion, die Trypsindialysate aber nicht; erstere wären also mit Peptonen, letztere mit Aminosäuren vergleichbar. Die Abnahme solcher dialysierbarer Stoffe in saurer bzw. alkalischer Lösung zeigte sich auch bei der Einwirkung auf Eiweißkörper, wobei auch entsprechend weniger der dialysierbaren Stoffe resultieren. Diese Tatsachen brachten Verfasser zu der Annahme, daß sich dialysierbare Eiweißabbauprodukte, wie Peptone und Aminosäuren, bei der Katalyse der Eiweißhydrolysen beteiligen könnten.**

Um diese Annahme zu bekräftigen, wurden folgende Ver-

---

[1]) Zeitschr. f. physiol. Chem. **30**, 61, 1900.

suche ausgeführt. Vier verschiedene Eiweißkörper, Albumin, Fibrin, Casein, Edestin, wurden wiederholt mit Wasser ausgekocht, sodann mit Alkohol und Äther gewaschen, getrocknet und fein pulverisiert. Zu jedem Versuch wurden 100 mg der Eiweißkörper mit 1 ccm oder entsprechenden Lösung in gegeprüften Hülsen vie oben dialysiert. Zunächst sollte die Wirkung der Peptonlösungen geprüft werden; und zwar als erstes Präparat ein Pepton aus Albumin. Die Resultate sind in der folgenden Tabelle zusammengefaßt.

Tabelle IV.

Nummer	Versuch	Verdünnung ccm	Extinktionskoeffizient	100 ccm Lösg. enthalten —$NH_2 \cdot COOH$ mg	Umgerechnet auf Glykokoll mg	Abgebaut
32	1 mg Pepton aus Albumin in 1 ccm Wasser	50	0,9000	19,56	23,47	—
33	100 mg Albumin in 1 ccm Wasser	20	0,0517	1,12	1,34	—
34	100 mg Albumin + 1 mg Pepton aus Albumin in 1 ccm Wasser .	50	1,4250	35,32	42,38	17,57
35	100 mg Fibrin in 1 ccm Wasser	20	—	Spuren	—	—
36	100 mg Fibrin + 1 mg Pepton aus Albumin in 1 ccm Wasser . .	50	1,2400	29,96	35,95	12,48
37	100 mg Casein in 1 ccm Wasser .	20	0,0304	0,66	0,79	—
38	100 mg Casien + 1 mg Pepton aus Albumin in 1 ccm Wasser . .	50	0,8600	18,69	22,43	—
39	100 mg Edestin in 1 ccm Wasser	20	0,0669	1,45	1,74	—
40	100 mg Edestin + 1 mg Pepton aus Albumin in 1 ccm Wasser .	50	0,9590	20,84	25,01	—
41	1 mg Pepton aus Albumin in 1 ccm 0,15 % HCl	20	0,0613	1,33	1,59	—
42	100 mg Alb. in 1 ccm 0,16 % HCl	20	0,0189	0,45	0,54	—
43	100 mg Albumin + 1 mg Pepton aus Alb. in 1 ccm 0,15 % HCl	20	0,1750	3,81	4,58	2,44
44	100 m g Fibrin in 1 ccm 0,15 % HCl	20	0,0895	1,94	2,33	—
45	100 mg Fibrin + 1 mg Pepton aus Albumin in 1 ccm 0,15 % HCl .	20	0,1690	3,67	4,41	0,49
46	100 mg Casein in 1 ccm 0,15 % HCl	20	0,0212	0,46	0,55	—
47	100 mg Casein + 1 mg Pepton aus Albumin in 1 ccm 0,15 % HCl .	20	0,0750	1,63	1,96	—
48	100 mg Edestin in 1 ccm 015 % HCl	20	0,0265	0,57	0,70	—
49	100 mg Edestin + 1 mg Pepton aus Albumin in 1 ccm 0,15 % HCl	20	0,0868	1,88	2,26	—

Aus obiger Tabelle gehen folgende wichtige Tatsachen hervor. Auch Peptone allein können, ähnlich den Pepsinen, proteolytische Prozesse beschleunigen. Die Abnahme der dialysierbaren, mit Ninhydrin reagierenden Stoffe, bei Anwendung von 0,15%iger HCl für Pepsin, konnte auch unter gleichen Bedingungen für ein Pepton gefunden werden. Besonders interessant war das **Auftreten einer gewissen Art von Spezifität des Peptons**, d. h. dies Pepton aus Albumin hat besonders stark die Hydrolyse des Albumins und weniger stark die des Fibrins katalysiert, dagegen übte es auf die Hydrolyse von Casein und Edestin keine Wirkung aus. Auf Grund dieser Befunde kann die oben getroffene Annahme, **daß das Pepsin ein peptonähnlicher Körper sei, bestätigt werden**. Zur Bekräftigung des obenerwähnten Befundes über die Spezifität der Katalyse durch Peptone wurden folgende in der Tabelle V zusammengefaßten Versuche ausgeführt. Je 1 ccm einer 0,1% igen Seidenpeptonlösung = 1 mg wurden mit obigem Eiweißkörper angesetzt, sodann auch mit Rohseide.

Tabelle V.

Nummer	Versuch	Verdünnung ccm	Extinktionskoeffizient	100 ccm Lösg. enthalten $-NH_2.COOH$ mg	Umgerechnet auf Glykokoll mg	Abgebaut
50	1 mg Seidenpepton in 1 ccm Wasser	50	0,7678	16,68	20,02	—
51	100 mg Albumin + 1 mg Seidenpepton in 1 ccm Wasser . . .	50	0,7855	17,06	20,47	—
52	100 mg Fibrin + 1 mg Seidenpepton in 1 ccm Wasser . . .	50	0,7548	16,39	19,67	—
53	100 mg Casein + 1 mg Seidenpepton in 1 ccm Wasser . . .	50	0,7265	15,79	18,94	—
54	100 mg Edestin + 1 mg Seidenpepton in 1 ccm Wasser . . .	50	0,7425	16,13	19,36	—
55	1 mg Seidenpept. in 1 ccm 0,15% HCl	50	0,2510	5,46	6,55	—
56	100 mg Albumin + 1 mg Seidenpepton in 1 ccm 0,15% HCl .	50	0,2885	6,27	7,52	—
57	100 mg Fibrin + 1 mg Seidenpepton in 1 ccm 0,15% HCl .	50	0,2863	6,22	7,46	—
58	100 mg Casein + 1 mg Seidenpepton in 1 ccm 0,15% HCl .	50	0,2352	5,11	6,13	—
59	100 mg Edestin + 1 mg Seidenpepton in 1 ccm 0,15% HCl .	50	0,2840	6,17	7,41	—
60	100 mg Rohseide in 1 ccm Wasser	20	0,0593	1,29	1,55	—
61	100 mg Rohseide + 1 mg Seidenpepton in 1 ccm Wasser . . .	50	0,9583	20,83	25,00	3,43
62	100 mg Rohseide in 1 ccm 0,15% HCl	20	0,0539	1,17	1,41	—
63	100 mg Rohseide + 1 mg Seidenpepton in 1 ccm 0,15% HCl .	50	0,6018	13,08	15,70	7,59

Obige Versuche bestätigen auch den Befund von der Spezifität der katalysierenden Peptone, d. h. Seidenpepton beschleunigt die Hydrolyse von Rohseide, nicht aber die von Albumin, Fibrin, Casein und Edestin. Auch hier konnte die vermindernde Wirkung der 0,15 %igen HCl auf die dialysierbaren, mit Ninhydrin reagierenden Stoffe konstatiert werden.

Nach dieser Anschauung müßte auch das Pepsin ein Gemisch von Peptonen enthalten, die den Eiweißkörpern der aufgenommenen Nahrung entsprechen. Wie sich nun das Pepsin einigen Eiweißkörpern gegenüber verhält, d. h. wieviel diesen Eiweißkörpern ensprechende Peptone darin enthalten sind, sollte in der folgenden Versuchsserie ermittelt werden.

Tabelle VI.

Nummer	Versuch	Verdünnung ccm	Extinktions-koeffizient	100 ccm Lösg. enthalten $-NH_2.COOH$ mg	Umgerechnet auf Glykokoll mg	Abgebaut
64	1 mg Pepsin in 1 ccm Wasser	20	0,2213	4,81	5,78	—
65	100 mg Albumin + 1 mg Pepsin in 1 ccm Wasser	20	0,4427	9,62	11,54	4,35
66	100 mg Fibrin + 1 mg Pepsin in 1 ccm Wasser	20	0,3496	7,60	9,12	3,35
67	100 mg Casein + 1 mg Pepsin in 1 ccm Wasser	20	0,6560	14,26	17,11	10,55
68	100 mg Edestin + 1 mg Pepsin in 1 ccm Wasser	20	0,2619	5,69	6,83	—
69	1 mg Pepsin in 1 ccm 0,15 % HCl	20	0,1180	2,56	3,07	—
70	100 mg Albumin + 1 mg Pepsin in 1 ccm 0,15 % HCl	20	0,2290	4,98	5,98	3,16
71	100 mg Fibrin + 1 mg Pepsin in 1 ccm 0,15 % HCl	20	0,3314	7,19	8,62	3,22
72	100 mg Casein + 1 mg Pepsin in 1 ccm 0,15 % HCl	20	0,3913	8,50	10,20	6,58
73	100 mg Edestin + 1 mg Pepsin in 1 ccm 0,15 % HCl	20	0,1499	3,26	3,91	—

Obiges Pepsinpräparat scheint also Peptone vom Casein, Albumin und Fibrin zu enthalten, nicht aber vom Edestin. Und zwar, da die Reaktion auf Casein am stärksten war, enthält es ziemlich viel Pepton aus Casein.

Man könnte sich also die Verdauung der Eiweißkörper im Magen so vorstellen, daß dieselben durch die freie Salzsäure zunächst in Acidalbumine übergeführt, sodann diese in Albumosen und Peptone weiter gespalten werden, wobei die im Magen schon vorhandenen Peptone und solche, die mit der Nahrung zugeführt werden, eine katalytische Wirkung ausüben, d. h. die Rolle des Pepsins spielen. Für die Wahrscheinlichkeit obiger Annahme sprechen therapeutische Erfolge mit einzelnen Peptonpräparaten, durch welche man die Verdauung im Magen „anregen" kann. Selbstverständlich gibt es noch zahlreiche Faktoren, die bei der Magenverdauung eine Rolle spielen können, so z. B. Aciditätsgrad, Konzentrationsverhältnisse, Anwesenheit von Kolloiden usw.

Als typisches Schulbeispiel für die katalystische Wirkung der entsprechenden Peptone bei der Hydrolyse der Eiweißkörper möge folgender Versuch angeführt werden. Man löst 0,5 g Pepton aus Fibrin in 100 ccm 0,15 $^0/_0$ iger HCl, setzt 0,5 g große Fibrinflocken hinzu, überschichtet mit Toluol und läßt im Brutschrank stehen. Nach 2 mal 24 Stunden sind alle Fibrinflocken fast vollständig aufgelöst.

Im Anschluß an diese Versuche war es interessant, festzustellen, ob auch ein synthetisch hergestelltes Dipeptid das Leucylglycin bei der Eiweißhydrolyse die Rolle eines Katalysators übernehmen kann. Es wurde zu diesem Zwecke ein einfaches Dipeptid, das Leucylglycin, gewählt. 0,1 g Leucylglycin wurden in heißem Wasser gelöst und nach dem Abkühlen bis 100 ccm aufgefüllt. Je 1 ccm = 1 mg dieser Lösung wurden wie oben mit 100 mg Albumin, Fibrin, Casein und Edestin angesetzt.

Tabelle VII.

Nummer	Versuch	Verdünnung ccm	Extinktionskoeffizient	100 ccm Lösg. enthalten $-NH_2 . COOH$ mg	Umgerechnet auf Glykokoll mg	Abgebaut
74	1 mg Leucylglycin in 1 ccm Wasser	50	0,5200	11,30	13,56	—
75	100 mg Albumin + 1 mg Leucylglycin in 1 ccm Wasser	50	0,6225	13,53	16,23	1,33
76	100 mg Fibrin + 1 mg Leucylglycin in 1 ccm Wasser	50	0,5950	12,93	15,51	1,95
77	100 mg Casein + 1 mg Leucylglycin in 1 ccm Wasser	50	0,6223	13,52	16,22	1,37
78	100 mg Edestin + 1 mg Leucylglycin in 1 ccm Wasser	50	0,5830	12,67	15,20	—

— 20 —

Somit ist auch die katalytische Wirkung eines synthetisch hergesellten Dipeptids nachgewiesen, und es scheint sich zu bestätigen, daß bei der Proteolyse, die zu Peptonen führt, die Anwesenheit von peptidartigen Körpern von großer Bedeutung ist.

Auf Grund obiger Resultate war zu erwarten, daß ähnlich wie das Pepsin peptonähnliche Körper enthält, im Trypsin Aminsäuren bzw. deren Derivate vorhanden sein können. Diese Annahme fand durch folgende Versuche eine festere Grundlage. Es sollte zunächst geprüft werden, ob ein Dipeptid, das Leucylglycin, durch die katalytische Wirkung des Glykokolls und des Leucins hydrolysiert werder kann.

Tabelle VIII.

Nummer	Versuch	Verdünnung ccm	Extinktions-koeffizient	100 ccm Lösg. enthalten $-NH_2 \cdot COOH$ mg	Umgerechnet auf Glykokoll mg	Abgebaut
79	0,5 mg Leucylglycin in 1 ccm Wasser	50	0,3042	6,61	7,94	—
80	0,5 mg Glykokoll in 1 ccm Wasser	50	0,2960	6,43	7,72	—
81	0,5 mg Leucylglycin + 0,5 mg Glykokoll in 1 ccm Wasser	50	0,8475	18,42	22,10	6,45
82	0,5 mg Leucin in 1 ccm Wasser	50	0,7475	16,25	19,50	—
83	0,5 mg Leucylglycin + 0,5 mg Leucin in 1 ccm Wasser	50	1,4490	31,50	37,80	10,36

Es bestätigte sich also, daß bei der Hydrolyse eines Dipeptids die entsprechenden Aminsäuren eine starke katalytische Wirkung ausüben. In den folgenden Versuchen wurde die Wirkung einiger Aminsäuren auf einige Eiweißkörper geprüft.

Aus Tabelle IX ist ersichtlich, daß auch reine Aminosäuren die Rolle eines proteolytischen Fermentes übernehmen können. Besonders Glykokoll, dann auch Leucin, Glutaminsäure und Alanin konnten Eiweißhydrolysen besonders stark beschleunigen, dagegen hatte das Phenylalanin nur eine schwache Wirkung und die Asparaginsäure und das Tryptophan gar keine abbauende Fähigkeit.

Tabelle IX.

Nummer	Versuch	Verdünnung ccm	Extinktions-koeffizient	100 ccm Lösg. enthalten $-NH_2.COOH$ mg	Umgerechnet auf Glykokoll mg	Abgebaut
84	1 mg Glykokoll in 1 ccm Wasser	50	1,5550	33,80	40,56	—
85	100 mg Albumin + 1 mg Glykokoll in 1 ccm Wasser	100	1,9585	42,57	51,09	9,18
86	100 mg Fibrin + 1 mg Glykokoll in 1 ccm Wasser	100	1,6820	36,56	43,87	3,31
87	100 mg Casein + 1 mg Glykokoll in 1 ccm Wasser	100	2,1250	46,19	55,43	14,08
88	100 mg Edestin + 1 mg Glykokoll in 1 ccm Wasser	100	1,6925	36,79	44,15	1,85
89	1 mg Alanin in 1 ccm Wasser	100	2,4850	54,02	64,83	—
90	100 mg Albumin + 1 mg Alanin in 1 ccm Wasser	100	3,8600	83,91	100,70	34,53
91	100 mg Fibrin + 1 mg Alanin in 1 ccm Wasser	100	2,6800	58,26	69,91	5,09
92	100 mg Casein + 1 mg Alanin in 1 ccm Wasser	100	2,5000	54,35	65,23	—
93	100 mg Edestin + 1 mg Alanin in 1 ccm Wasser	100	3,3400	72,61	87,14	20,59
94	1 mg Asparaginsäure in 1 ccm Wasser	50	0,9250	20,10	24,12	—
95	100 mg Albumin + 1 mg Asparaginsäure in 1 ccm Wasser	50	0,9000	19,56	23,47	—
96	100 mg Fibrin + 1 mg Asparaginsäure in 1 ccm Wasser	50	0,9288	20,19	24,23	—
97	100 mg Casein + 1 mg Asparaginsäure in 1 ccm Wasser	50	0,9248	20,10	24,12	—
98	100 mg Edestin + 1 mg Asparaginsäure in 1 ccm Wasser	50	0,9400	20,43	24,52	—
99	1 mg Glutaminsäure in 1 ccm Wasser	50	2,3425	50,92	61,10	—
100	100 mg Albumin + 1 mg Glutaminsäure in 1 ccm Wasser	100	2,7800	60,43	72,36	11,56
101	100 mg Fibrin + 1 mg Glutaminsäure in 1 ccm Wasser	100	2,9795	64,77	77,73	16,62
102	100 mg Casein + 1 mg Glutaminsäure in 1 ccm Wasser	100	2,7450	59,67	71,61	9,71
103	100 mg Edestin + 1 mg Glutaminsäure in 1 ccm Wasser	100	2,6900	57,39	71,87	6,02
104	1 mg Leucin in 1 ccm Wasser	100	2,8800	62,60	75,12	—
105	100 mg Albumin + 1 mg Leucin in 1 ccm Wasser	100	3,9480	85,82	102,98	26,52
106	100 mg Fibrin + 1 mg Leucin in 1 ccm Wasser	100	2,8500	61,95	74,34	—
107	100 mg Casein + 1 mg Leucin in 1 ccm Wasser	100	3,3040	71,82	86,18	10,20
108	100 mg Edestin + 1 mg Leucin in 1 ccm Wasser	100	2,8080	60,93	73,12	—
109	1 mg Phenylalanin in 1 ccm Wasser	50	0,9398	20,43	24,52	—

Tabelle IX (Fortsetzung).

Nummer	Versuch	Verdünnung ccm	Extinktions-koeffizient	100 ccm Lösg. enthalten —NH$_2$.COOH mg	Umgerechnet auf Glykokoll mg	Abgebaut
110	100 mg Albumin + 1 mg Phenyl-alanin in 1 ccm Wasser ...	50	1,0863	23,61	28,34	2,47
111	100 mg Fibrin + 1 mg Phenyl-alanin in 1 ccm Wasser ...	50	1,1325	24,61	29,54	5,02
112.	100 mg Casein + 1 mg Phenyl-alanin in 1 ccm Wasser ...	50	0,9925	21,57	25,89	0,48
113	100 mg Edestin + 1 mg Phenyl-alanin in 1 ccm Wasser ...	50	1,1125	24,17	29,01	2,74
114	1 mg Tryptophan in 1 ccm Wasser	50	0,9050	19,67	23,61	—
115	100 mg Albumin + 1 mg Trypto-phan in 1 ccm Wasser ...	50	0,8400	18,26	21,91	—
116	100 mg Fibrin + 1 mg Trypto-phan in 1 ccm Wasser ...	50	0,8900	19,38	23,26	—
117	100 mg Casein + 1 mg Trypto-phan in 1 ccm Wasser ...	50	0,8350	18,15	21,78	—
118	100 mg Edestin + 1 mg Trypto-phan in 1 ccm Wasser ...	50	0,8675	18,86	22,63	—

Tabelle X.

Nummer	Versuch	Verdünnung ccm	Extinktions-koeffizient	100 ccm Lösg. enthalten —NH$_2$.COOH mg	Umgerechnet auf Glykokoll mg	Abgebaut
119	1 mg Trypsin in 1 ccm Wasser	50	1,7050	37,50	45,00	—
120	100 mg Albumin + 1 mg Trypsin in 1 ccm Wasser	100	3,6925	80,27	96,33	49,98
121	100 mg Fibrin + 1 mg Trypsin in 1 ccm Wasser	100	3,1050	67,50	81,00	36,00
122	100 mg Casein + 1 mg Trypsin in 1 ccm Wasser	100	3,8000	82,82	99,38	53,59
123	100 mg Edestin + 1 mg Trypsin in 1 ccm Wasser	50	1,898	41,08	49,30	2,55
124	1 mg Trypsin in 0,5% Na$_2$CO$_3$	50	0,9688	21,06	25,27	—
125	100 mg Alb. in 1 ccm 0,5% Na$_2$CO$_3$	20	—	Spuren	—	—
126	100 mg Fibrin in 1 ccm 0,5% Na$_2$CO$_3$	20	0,1570	3,42	4,10	—
127	100 „ Casein „ 1 „ 0,5% „	20	0,1034	2,24	2,69	—
128	100 „ Edestin „ 1 „ 0,5% „	20	—	Spuren	—	—
129	100 mg Albumin + 1 mg Trypsin in 1 ccm 0,5% Na$_2$CO$_3$ ...	100	1,8155	39,47	47,37	20,75
130	100 mg Fibrin + 1 mg Trypsin in 1 ccm 0,5% Na$_2$CO$_3$ ...	100	1,5090	32,80	39,36	9,98
131	100 mg Casein + 1 mg Trypsin in 1 ccm 0,5% Na$_2$CO$_3$ ...	100	1,9500	43,26	51,91	23,16
132	100 mg Edestin + 1 mg Trypsin in 1 ccm 0,5% Na$_2$CO$_3$ ...	100	1,3910	30,24	36,29	9,27

Um die Wirkung der Aminosäuren mit der typischen Wirkung vergleichen zu können, wurden obige Eiweißkörper unter gleichen Bedingungen mit je 1 mg eines wirksamen Trypsinpräparates angesetzt. Hierbei wurden vorstehende Resultate erhalten (Tabelle X).

Auch beim Trypsin konnte festgestellt werden, daß **die Menge der dialysierbaren, mit Ninhydrin reagierenden Stoffe in $0,5\%$ Na_2CO_3 abnimmt und dementsprechend die abbauende Fähigkeit verringert wurde.** Nur bei Versuch 132 ist für Edestin eine Zunahme dieser Stoffe in $0,5\%$ Na_2CO_3 zu sehen. Es soll nochmals betont werden, daß jeder in die Tabellen aufgenommene Versuch mindestens dreimal wiederholt wurde, und die angegebenen Resultate sind Mittelwerte der drei Versuche.

Die nächste Versuchsserie bezweckte, festzustellen, ob die Aminosäuren gegenüber einer $0,5\%$igen Na_2CO_3-Lösung auch eine derartige Empfindlichkeit zeigen. Hierbei sollte auch geprüft werden, ob ein Gemisch zweier Aminosäuren eine noch

Tabelle XI.

Nummer	Versuch	Verdünnung ccm	Extinktionskoeffizient	100 ccm Lösg. enthalten $-NH_2$.COOH mg	Umgerechnet auf Glykokoll mg	Abgebaut
133	1 mg Glykokoll + Alanin (Gl. + Al.) in 1 ccm Wasser	50	1,4300	31,08	37,30	—
134	100 mg Albumin + 1 mg (Gl. + Al.) in 1 ccm Wasser	50	2,0637	44,86	53,83	15,16
135	100 mg Fibrin + 1 mg (Gl. + Al.) in 1 ccm Wasser	50	1,7735	38,55	46,26	8,97
136	100 mg Casein + 1 mg (Gl. + Al.) in 1 ccm Wasser	50	1,6750	36,41	43,70	5,61
137	100 mg Edestin + 1 mg (Gl. + Al.) in 1 ccm Wasser	50	2,3023	50,05	60,02	20,98
138	1 mg Glykokoll + Alanin (Gl. + Al.) in 1 ccm $0,5\%$ Na_2CO_3	50	0,6935	15,07	18,09	—
139	100 mg Albumin + 1 mg (Gl. + Al.) in 1 ccm $0,5\%$ Na_2CO_3	50	1,0828	23,54	28,25	10,16
140	100 mg Fibrin + 1 mg (Gl. + Al.) in 1 ccm $0,5\%$ Na_2CO_3	50	1,0623	23,09	27,71	5,52
141	100 mg Casein + 1 mg (Gl. + Al.) in 1 ccm $0,5\%$ Na_2CO_3	50	0,8510	18,50	22,20	1,42
142	100 mg Edestin + 1 mg (Gl. + Al.) in 1 ccm $0,5\%$ Na_2CO_3	50	1,3735	29,86	35,80	17,74

günstigere katalytische Wirkung ausübt. Es wurden 50 mg Glykokoll und 50 mg Alanin in 100 ccm Wasser gelöst und davon je 1 ccm gleich 1 mg Glykokoll-Alaningemisch mit je 100 mg Eiweiß wie oben angesetzt.

Aus obigen Versuchen (Tab. XI) geht hervor, daß auch ein Gemisch von Glykokoll und Alanin die Hydrolyse obiger Eiweißkörper beträchtlich beschleunigen kann; ferner zeigt sich in einer 0,5 %igen Na_2CO_3-Lösung eine ganz ähnliche Abnahme der mit Ninhydrin reagierenden Stoffe wie beim verarbeiteten Trypsinpräparat.

In analoger Weise wurde eine Versuchsserie mit einem Aminosäurengemisch, bestehend aus 7 Aminosäuren, ausgeführt. Das Gemisch wurde wie folgt dargestellt: Man löste 20 mg Glykokoll, 10 mg Alanin, 20 mg Leucin, 10 mg Glutaminsäure, 10 mg Asparaginsäure, 10 mg Phenylalanin und wenig Tryptophan in 100 ccm Wasser auf. Zu jedem Versuch wurden 100 mg vom Eiweiß mit 1 mg aus obigem Gemisch angesetzt; ebenso wurde auch hier die Wirkung einer 0,5 %igen Na_2CO_3-Lösung geprüft. In der folgenden Tabelle ist das Gemisch der Aminosäure mit „A-Gemisch" bezeichnet.

Tabelle XII.

Nummer	Versuch	Verdünnung ccm	Extinktionskoeffizient	100 ccm Lösg. enthalten $-NH_2 \cdot COOH$ mg	Umgerechnet auf Glykokoll mg	Abgebaut
143	1 mg A-Gemisch in 1 ccm Wasser	100	2,1725	47,22	56,66	—
144	100 mg Albumin + 1 mg A-Gemisch in 1 ccm Wasser	100	2,6800	58,28	69,94	11,93
145	100 mg Fibrin + 1 mg A-Gemisch in 1 ccm Wasser	100	2,5350	55,10	66,12	11,86
146	100 mg Casein + 1 mg A-Gemisch in 1 ccm Wasser	100	2,6480	57,56	69,07	11,62
147	100 mg Edestin + 1 mg A-Gemisch in 1 ccm Wasser	100	2,5700	55,87	67,05	8,64
148	1 mg A-Gemisch in 1 ccm 0,5 % Na_2CO_3	50	1,1338	24,65	29,58	—
149	100 mg Albumin + 1 mg A-Gemisch in 1 ccm 0,5 % Na_2CO_3	50	1,3775	29,94	35,93	6,34
150	100 mg Fibrin + 1 mg A-Gemisch in 1 ccm 0,5 % Na_2CO_3	50	1,5070	32,76	39,31	5,62
151	100 mg Casein + 1 mg A-Gemisch in 1 ccm 0,5 % Na_2CO_3	50	1,4548	31,62	37,94	5,67
152	100 mg Edestin + 1 mg A-Gemisch in 1 ccm 0,5 % Na_2CO_3	50	1,5140	32,95	39,54	9,96

Wie ersichtlich, hat obiges Aminosäurengemisch eine ziemlich gleichmäßige katalytische Wirkung auf die Hydrolyse der Eiweißkörper. Ferner verursachte auch hier die $0,5^0/_0$ige Na_2CO_3-Lösung eine Abnahme der mit Ninhydrin reagierenden Stoffe wie beim Trypsin.

Bisher wurde die proteolytische bzw. katalytische Wirkung bei der Proteolyse mit der Ninhydrinreaktion gemessen, nun sollte versucht werden, die Menge der hydrolysierten, dialysierbaren Stoffe direkt auf gravimetrischem Wege zu ermitteln. Es wurden deshalb in geprüften Hülsen 1. dreimal 100 mg Fibrin in 1 ccm Wasser, 2. in drei anderen Hülsen je 1 ccm einer $10^0/_0$igen Glykokollösung gleich 100 mg Glykokoll, und 3. in weiteren drei Hülsen je 100 mg Fibrin + 100 mg Glykokoll angesetzt und in 20 ccm Wasser dialysiert. Nach 24 Stunden wurden die entsprechenden Dialysate in gewogenen Porzellanschälchen auf dem Wasserbade vorsichtig eingetrocknet und bis zur Gewichtskonstanz im Exsiccator stehen gelassen.

Versuch a.

1. Fibrin allein (3 Hülsen):
    Schale + Rückstand . . . 12,7561 g
    Schale . . . . 12,7305 g
    Rückstand 0,0256 g.

2. Glykokoll allein (3 Hülsen):
    Schale + Rückstand . . . 12,1302 g
    Schale . . . . 11,8400 g
    Rückstand 0,2902 g.

3. Fibrin + Glykokoll (3 Hülsen):
    Schale + Rückstand . . . 12,7037 g
    Schale . . . . 12,3255 g
    Rückstand 0,3782 g.

Versuch b.

1. Fibrin allein (3 Hülsen):
    Schale + Rückstand . . . 12,0982 g
    Schale . . . . 12,0780 g
    Rückstand 0,0202 g.

2. Glykokoll allein (3 Hülsen):
   Schale + Rückstand . . . 13,0317 g
   Schale . . . . 12,7305 g
   Rückstand   0,3012 g.

3. Fibrin + Glykokoll (3 Hülsen):
   Schale + Rückstand . . . 12,6164 g
   Schale . . . . 11,8400 g
   Rückstand   0,3764 g.

Nach Abzug der Kontrollen beträgt die durch die katalytische Wirkung des Glykokolls hervorgerufene Hydrolyse bei Versuch a 0,0624 g, bei Versuch b 0,0550 g, was einem Mittelwert von **0,0587 g** entsprechen würde. Es zeigte sich also, daß selbst mit Hilfe einer solchen, wenig empfindlichen Methode eine der tryptischen ähnliche Wirkung des Glykokolls nachgewiesen werden kann.

Tabelle XIII.
100 mg Hühnereiweiß in 100 ccm Wasser.

Nummer	Zeit der Untersuchung	Verarbeitete Menge ccm	Verdünnung ccm	Extinktions-koeffizient	100 ccm Lösg. enthalten $-NH_2.COOH$ mg	Umgerechnet auf Glykokoll mg	Abgebaut
153	Sofort nach erfolgter Lösg.	1	20	0,1093	2,37	2,85	—
154	Nach 1 Std.	1	20	0,1158	2,51	3,02	0,17
155	„ 5 „	1	20	0,1372	2,98	3,58	0,73
156	„ 25 „	1	20	0,1364	2,91	3,56	0,71
157	„ 50 „	1	20	0,1402	3,05	3,66	0,82
158	„ 100 „	1	20	0,1417	3,08	3,70	0,85
159	„ 500 „	1	20	0,1491	3,24	3,89	1,04
160	„ 1000 „	1	20	0,1506	3,28	3,94	1,09

Es war auch von großer Wichtigkeit, den Verlauf einer derartigen katalytischen Wirkung quantitativ zu verfolgen. Für diese Versuche wurde das käufliche, getrocknete Hühnereiweiß gewählt, da es in Wasser ziemlich gut löslich ist, um auf diese Weise die katalytische Wirkung des Glykokolls verfolgen zu können. Man löste die notwendige Menge in 100 ccm kaltem, sterilem Wasser auf, überschichtete es mit Toluol und ließ es im Brutschranke stehen. Von Zeit zu Zeit wurden dann Proben von 0,5 bis 1,0 ccm nach Bedarf daraus entnommen und mit 0,5 ccm Ninhydrin auf dem Wasserbade vorsichtig eingetrocknet. Der Trockenrückstand wurde in Portionen von etwa 10 ccm in $90^0/_0$igem Alkohol in der Wärme digeriert, bis der Alkohol farblos und der Rückstand gelblich gefärbt blieb. Die vereinigten alkoholischen Extrakte wurden dann wie oben spektrophotometrisch untersucht.

Aus Tabelle XIII ist ersichtlich, daß eine Eiweißlösung, die schon eine kleine Menge Abbauprodukte enthält, durch diese im Verlauf einiger Zeit hydrolysiert wird, wenn auch in geringem Maße. Vielleicht ist die Anwesenheit der Eiweißabbauprodukte auch bei der Auflösung von Eiweißkörpern wichtig. Man bedenke, daß getrocknetes Hühnereiweiß in Wasser ziemlich leicht löslich ist, und es sind hierbei auch Abbauprodukte nachweisbar; koaguliert man aber durch Kochen das Hühnereiweiß und entfernt die Abbauprodukte auf diese Weise, so ist das Koagulum in Wasser unlöslich. Wie oben beschrieben, kann man aber solche koagulierten Eiweißkörper bei Anwesenheit der ihnen entsprechenden Peptone wieder in Lösung bringen.

In der nächsten Versuchsserie wurde die Wirkung von 1 mg Glykokoll auf obige Lösung geprüft.

Tabelle XIV.

100 mg Hühnereiweiß + 1 mg Glykokoll in 100 ccm Wasser.

Nummer	Zeit der Untersuchung	Verarbeitete Menge ccm	Verdünnung ccm	Extinktionskoeffizient	100 ccm Lösg. enthalten $-NH_2$.COOH mg	Umgerechnet auf Glykokoll mg	Abgebaut
161	Sofort nach erfolgter Lösg.	1	20	0,1372	2,98	3,58	—
162	Nach 1 Std.	1	20	0,1372	2,98	3,58	—
163	„ 5 „	1	20	0,1612	3,50	4,20	0,62
164	„ 25 „	1	20	0,1599	3,48	4,18	0,60
165	„ 50 „	1	20	0,1686	3,66	4,39	0,82
166	„ 100 „	1	20	0,1696	3,68	4,42	0,84
167	„ 500 „	1	20	0,1755	3,81	4,58	1,00
168	„ 1000 „	1	20	0,1847	4,02	4,82	1,25

Man sieht, daß schon der Zusatz von 1 mg Glykokoll eine merkliche Beschleunigung der Hydrolyse hervorrufen kann. Viel deutlicher ist die Beschleunigung bei Vergrößerung der zugesetzten Glykokollmenge.

Tabelle XV.
100 mg Hühnereiweiß + 5 mg Glykokoll in 100 ccm Wasser.

Nummer	Zeit der Untersuchung	Verarbeitete Menge ccm	Verdünnung ccm	Extinktionskoeffizient	100 ccm Lösg. enthalten —NH$_2$.COOH mg	Umgerechnet auf Glykokoll mg	Aufgebaut
169	Sofort nach erfolgter Lösg.	1	20	0,3314	7,20	8,64	—
170	Nach 1 Std.	1	20	0,3335	7,25	8,70	0,06
171	„ 5 „	1	20	0,3335	7,25	8,70	0,06
172	„ 25 „	1	20	0,3372	7,33	8,79	0,15
173	„ 50 „	1	50	0,3755	8,16	9,79	1,15
174	„ 100 „	1	50	0,4793	10,42	12,50	3,86
175	„ 500 „	1	50	0,4960	10,77	12,91	4,27
176	„ 1000 „	1	50	0,4584	9,97	11,97	3,33

Interessant ist es, daß von 500 bis 1000 Stunden die bis dahin angestiegenen Mengen der Abbauprodukte an einem nicht ermittelten Zeitpunkte wieder abnehmen. Es kann an die Möglichkeit gedacht werden, daß hierbei die Abbauprodukte wieder zu einer Synthese zusammengetreten sind.

Tabelle XVI.
100 mg Hühnereiweiß + 10 mg Glykokoll in 100 ccm Wasser.

Nummer	Zeit der Untersuchung	Verarbeitete Menge ccm	Verdünnung ccm	Extinktionskoeffizient	100 ccm Lösg. enthalten —NH$_2$.COOH mg	Umgerechnet auf Glykokoll mg	Aufgebaut
177	Sofort nach erfolgter Lösg.	1	20	0,4844	10,53	12,64	—
178	Nach 1 Std.	1	20	0,4871	10,59	12,71	0,07
179	„ 5 „	1	20	0,4910	10,67	12,80	0,16
180	„ 25 „	1	20	0,4957	10,77	12,93	0,29
181	„ 50 „	1	50	0,5900	12,85	15,42	2,78
182	„ 100 „	1	50	0,6675	14,51	17,42	4,78
183	„ 500 „	1	50	0,6885	14,97	17,97	5,33
184	„ 1000 „	1	50	0,6575	14,29	17,15	4,51

Eine weitere Vermehrung der Glykokollmenge beschleunigt auch hier bedeutend die Hydrolyse, und auch hier ist ein deutlicher Rückgang der Reaktion bemerkbar.

In der folgenden Versuchsserie wurde die Wirkung von 100 mg Glykokoll auf 100 mg Hühnereiweiß beobachtet.

Tabelle XVII.
100 mg Hühnereiweiß + 100 mg Glykokoll in 100 ccm Wasser.

Nummer	Zeit der Untersuchung	Verarbeitete Menge ccm	Verdünnung ccm	Extinktions-koeffizient	100 ccm Lösg. enthalten $-NH_2.COOH$ mg	Umgerechnet auf Glykokoll mg	Aufgebaut
185	Sofort nach erfolgter Lösg.	0,5	100	1,6380	35,61	42,74	—
186	Nach 1 Std.	0,5	100	1,6825	36,57	43,89	1,15
187	„ 5 „	0,5	100	1,7325	37,66	45,19	2,45
188	„ 25 „	0,5	100	1,8900	41,08	49,30	6,56
189	„ 50 „	0,5	100	2,0510	44,56	53,47	10,74
190	„ 100 „	0,5	100	2,1550	46,84	56,21	13,47
191	„ 200 „	0,5	100	2,2435	48,77	58,53	15,47
192	„ 500 „	0,5	100	2,3300	50,65	60,78	17,25
193	„ 1000 „	0,5	100	1,8660	40,56	48,67	5,94

Die zugesetzten 100 mg Glykokoll verursachten also einen rapiden Anstieg der Hydrolyse, so daß hier besonders deutlich die Wirkung einer gesteigerten Glykokollmenge sichtbar ist. Auch ein Rückgang der Hydrolyse kann aus obigem ersehen werden.

Endlich sollte auch die Steigerung der Eiweißmenge geprüft werden, deshalb wurden 1000 mg Hühnereiweiß mit 100 mg Glykokoll in 100 ccm Wasser gelöst.

Tabelle XVIII.
1000 mg Hühnereiweiß + 100 mg Glykokoll in 100 ccm Wasser.

Nummer	Zeit der Untersuchung	Verarbeitete Menge ccm	Verdünnung ccm	Extinktions-koeffizient	100 ccm Lösg. enthalten $-NH_2.COOH$ mg	Umgerechnet auf Glykokoll mg	Aufgebaut
194	Sofort nach erfolgter Lösg.	0,5	100	2,7165	59,05	70,86	—
195	Nach 1 Std.	0,5	100	2,8100	61,08	73,30	2,43
196	„ 5 „	0,5	100	3,4140	76,39	91,67	20,81
197	„ 25 „	0,5	100	3,5114	78,51	94,22	23,35
198	„ 50 „	0,5	100	3,6695	79,77	95,73	24,86
199	„ 100 „	0,5	100	3,6625	79,61	95,54	24,67
200	„ 200 „	0,5	100	3,7700	81,95	98,34	27,48
201	„ 300 „	0,5	100	3,5050	76,19	91,43	20,57
202	„ 400 „	0,5	100	3,5150	76,41	91,70	20,83
203	„ 1000 „	0,5	100	2,6080	56,69	68,03	—

Auch hier sieht man die bedeutende katalytische Wirkung des Glykokolls auf die Hydrolyse des Hühnereiweiß, und auch der Rückgang der Reaktion wird stark beschleunigt.

Um obige Versuchsserien der zeitlichen Prüfung der Hydrolyse übersichtlicher zu gestalten, wurde die nachfolgende Kurventafel zusammengestellt. (Siehe Kurve.)

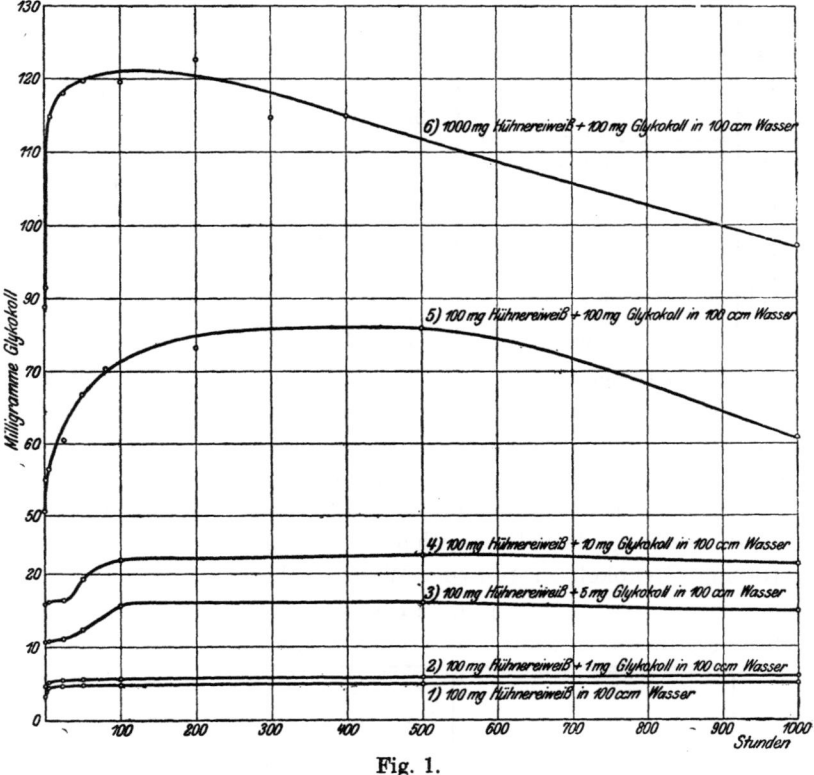

Fig. 1.

Die Kurventafel lehrt in allererster Linie, daß man zu einer Grenze der Hydrolyse kommt, und zwar wächst die Hydrolyse mit der zugesetzten Glykokollmenge. In zweiter Linie erkennt man, daß der Vorgang die Charakteristik einer **Autokatalyse** hat. Das heißt, die Zersetzung fängt langsam an und beschleunigt sich dann. Dies zeigen namentlich die Kurven 3 und 4, während die Kurven 5 und 6 dieses erste Stadium des Angehens der Zersetzung offenbar deswegen nicht mehr zeigen, weil es zu rasch abläuft.

Das Maximum der Hydrolyse ist offenbar als ein Gleichgewichtszustand anzusehen zwischen dem Albumin und seinen Hydrolysenprodukten.

Nun macht sich drittens nach längerer Zeit ein Rückgang der Hydrolyse bemerkbar, den man als Reversion ansehen muß. Das heißt, die Aminosäuren gehen ihrerseits wieder Kondensationen ein. Diese Reversion ist um so bedeutender, je weiter die Hydrolyse vorher vorgeschritten war. Offenbar ist es vornehmlich das zugesetzte Glykokoll, das mit den anderen aus dem Albumin stammenden Aminosäuren sich irgendwie zu Polypeptiden vereinigt. **Jedenfalls hat man es nacheinander mit einer hydrolysierenden und synthetischen Wirkung des zugesetzten Katalyten zu tun.**

Vergleiche man endlich die Kurven 1 und 2 mit den anderen, so erhält man den Eindruck, daß es **einen gewissen Schwellenwert für die Ingangsetzung der Autokatalyse gibt.** Dies ist wohl so zu deuten, daß erst, wenn andere Aminosäuren aus dem Albumin in Freiheit gesetzt werden, die Selbstbeschleunigung zur Geltung kommt, indem erst diesem Aminosäurengemisch die Eigenschaft der spezifischen Fermentwirkung zukommt.

Nack obigen Versuchen ist es erwiesen, daß Eiweißabbauprodukte Wirkungen ähnlich wie proteolytische Fermente ausüben können. **Es soll aber hiermit keineswegs behauptet werden, daß bei den proteolytischen Fermenten bestimmte Eiweißabbauprodukte den einzigen wirksamen Bestandteil bilden, sondern es müssen noch andere Bestandteile und auch gewisse physikalisch-chemische Faktoren berücksichtigt werden.** Ob nun Produkte des Kohlenhydrat- und Fettstoffwechsels, ob gewisse anorganische Salze (namentlich Ca-Salze) hierbei eine entscheidende Rolle spielen, ist noch nicht genügend untersucht worden. Die Anwesenheit von Kolloiden bildet, wegen der Vergrößerung der Reaktionsoberfläche, eine wichtige physikalisch-chemische Bedingung, ebenso die Einhaltung bestimmter Temperaturen, wegen der Thermolabilität der Fermente.

In dieser Richtuug hat Verfasser einige Versuche ausgeführt, welche vielleicht in die Frage der Thermolabilität etwas Licht bringen könnten. In den ersten Versuchen sollte zunächst entschieden werden, ob eine wässerige Lösung eines gut wirkenden Fermentpräparates, z. B. des Trypsins, durch Aufkochen der Lösung seine proteolytische Wirkung vollständig oder nur zum Teil verliert. Es wurden deshalb 100 mg Trypsin in

100 ccm Wasser gelöst, davon 10 ccm in ein geeichtes Reagensglas gebracht und 3 Minuten gekocht. Nach dem Abkühlen wurde wieder bis zur Marke 10 ccm genau aufgefüllt. 1 ccm der ungekochten und 1 ccm der gekochten Trypsinlösung wurden allein und dann mit je 100 mg Fibrin in geprüften Hülsen angesetzt. Es soll besonders hervorgehoben werden, daß die 100 mg Trypsin in 100 ccm Wasser sehr gut, opalescierend löslich waren, beim Kochen aber hat sich allmählich ein ziemlich derbflockiger Niederschlag abgeschieden, der kalkhaltig war und die Ninhydrinreaktion gab. Möglicherweise sind hier Kalksalze von Aminosäuren gefällt worden, oder anorganische Kalksalze, die dann Aminosäuren mitgerissen haben, oder aber sind kolloidale Körper zugegen, die beim Kochen koagulieren und hierbei Aminosäuren mitreißen. Wenn man bedenkt, daß die Fermentpräparate mit Calciumchlorid „aktiviert" werden, so ist die Möglichkeit naheliegend, daß die Calciumsalze von Aminosäuren oder anderen Eiweißabbauprodukten einen wirksamen Teil des Fermentpräparates bilden können. Ist diese Annahme richtig, so kann eine Hitzeinaktivierung so gedacht werden, daß z. B. bei den Pepsinen die Kalksalze der Peptone, bei den Trypsinen aber die Kalksalze von Aminosäuren sich beim Kochen abscheiden und auf diese Weise außer Wirkung treten. Versetzt man ein Gemisch von mehreren Aminosäuren oder eine Peptonlösung mit Calciumchlorid und kocht einige Minuten, so schied sich nach einiger Zeit ein flockiger Niederschlag ab, der auch kalkhaltig war und mit Ninhydrin reagierende Körper enthielt.

Tabelle XIX.

Nummer	Versuch	Verdünnung	Extinktionskoeffizient	100 ccm Lösg. enthalten $-NH_2 . COOH$ mg	Umgerechnet auf Glykokoll mg	Abgebaut
204	1 mg Trypsin in 1 ccm Wasser	50	0,4925	10,71	12,86	—
205	1 „ „ „ 1 „ „ gekocht	20	0,0878	1,91	2,29	—
206	100 mg Fibrin + 1 mg Trypsin in 1 ccm Wasser	100	1,5840	34,43	41,32	28,46
207	100 mg Fibrin + 1 mg Trypsin in 1 ccm Wasser, gekocht .	20	0,2089	4,63	5,56	3,26

Obige Resultate sind Mittelwerte von je zwei Versuchen, wobei das erstemal 2 Minuten, das zweitemal 5 Minuten gekocht wurde; die so erhaltenen Werte zeigten keine wesentlichen Unterschiede. Es zeigte sich also, daß in einem wirksamen Trypsinpräparat ein auch beim Kochen beständiger Teil vorhanden ist, der eine entsprechende abbauende Fähigkeit besitzt. Daß auch andere Fermente thermostabil und wirksam sein können, ist aus der Arbeit von O. Durieux[1]) ersichtlich. Obiger Forscher hat gefunden, daß Filtrate von manchen Trockenhefeextrakten, selbst nach dem Kochen, noch ein bemerkenswertes Inversionsvermögen zeigten.

Die Ursache der Thermolabilität können auch andere Faktoren sein. Vergleicht man aus der Tabelle III die Versuche 28 bis 31, so sieht man das Pepsin und Trypsin sogar bei 37°C in einer 0,15 %igen HCl- bezw. in 0,5 %iger Na_2CO_3-Lösung von ihrer Wirksamkeit verlieren, wobei eine derartige Schwächung der Wirkung wahrscheinlich vom sauren bzw. alkalischen Medium verursacht wird. In der nächsten Versuchsserie sollte entschieden werden, ob in analoger Weise Peptone und Aminosäuren unter gleichen Bedingungen eine Abnahme der proteolytischen Wirkung zeigen.

Tabelle XX.

Nummer	Versuch	Verdünnung	Extinktions-koeffizient	100 ccm Lösg. enthalten $-NH_2$.COOH mg	Umgerechnet auf Glykokoll mg	Abgebaut
208	1 mg Pepton a. Alb. in 1 ccm Wasser	50	0,8685	18,88	22,66	—
209	1 „ „ „ „ „ 1 „ „ gekocht	50	0,6483	14,09	16,91	—
210	100 mg Albumin + 1 mg Pepton a. Alb. in 1 ccm Wasser. . .	50	1,2568	27,32	32,78	8,68
211	100 mg Albumin + 1 mg Pepton a. Alb. in 1 ccm Wasser, gekocht	50	0,9200	19,87	23,85	5,59
212	1 mg Pepton a. Alb. in 1 ccm 0,15 % HCl	20	0,4000	8,37	10,05	—
213	1 mg Pepton a. Alb. in 1 ccm 0,15 % HCl, gekocht. . .	20	0,2530	5,29	6,35	—
214	100 mg Albumin + 1 mg Pepton a. Alb. in 1 ccm 0,15 % HCl .	50	0,7855	16,49	19,79	9,20
215	100 mg Album. + 1 mg Pepton a. Alb. in 1 ccm 0,15 % HCl, gekocht	20	0,3020	6,34	7,61	1,26

[1]) Bull. Soc. Chim. Belge **28**, 99 bis 101, 1914.

Durch Kochen der Peptone in wässeriger und salzsaurer Lösung verlieren diese von ihrer katalytischen Wirkung, mittels der sie die Eiweißhydrolysen beschleunigen.

Beim Kochen einer wässerigen Glykokollösung war, wie zu erwarten, im Vergleich mit der ungekochten Lösung keine merkbare Veränderung zu finden. Dagegen in einer 0,5 %igen Na_2CO_3-Lösung konnte nach dem Kochen eine Abnahme der dialysierbaren, mit Minhydrin reagierenden Stoffe und der katalytischen Wirksamkeit gefunden werden. Worauf diese Abnahme beruht, konnte noch nicht ermittelt werden, vielleicht kann an eine Bildung von Polypeptiden gedacht werden.

Tabelle XXI.

Nummer	Versuch	Verdünnung	Extinktionskoeffizient	100 mg Lösg. enthalten $-NH_2.COOH$ mg	Umgerechnet auf Glykokoll mg	Aufgebaut
216	1 mg Glykokoll in 1 ccm 0,5% Na_2CO_3	50	0,7977	17,75	21,06	—
217	1 mg Glykokoll in 1 ccm 0,5% Na_2CO_3, gekocht	50	0,2872	6,32	7,58	—
218	100 mg Fibrin + 1 mg Glykokoll in 1 ccm 0,5% Na_2CO_3 . . .	100	0,9235	20,10	24,12	3,06
219	100 mg Fibrin + 1 mg Glykokoll in 1 ccm 0,5% Na_2CO_3, gekocht	50	0,3022	6,65	7,98	0,40

Es zeigte sich also, daß durch Kochen von Glykokoll in 0,5 %iger Na_2CO_3-Lösung dasselbe Veränderungen erleidet, die seine abbauenden Fähigkeiten vermindern. In dieser Beziehung scheint also das Verhalten des Trypsins und des Glykokolls analog zu sein.

Alle bisher beschriebenen Versuche sprechen dafür, daß bei den proteolytischen Fermenten den wirksamen Bestandteil die entsprechenden Eiweißabbauprupukte bilden. Daß auch derartige einfache Körper fermentative Eigenschaften haben können, haben Euler und Bolin gezeigt, indem sie nachweisen konnten, daß die Laccase aus den Calciumsalzen von aliphatischen Oxysäuren besteht.

Beim Studium der proteolytischen Wirkung von Eiweißabbauprodukten konnte eine Art von Spezifität nachgewiesen werden, d. h. es beschleunigten die Hydrolyse der Eiweißkörper nur die aus ihnen stammenden Peptone. Die Spaltung der Eiweißkörper war um so intensiver, je mehr von den Abbauprodukten dieselbe katalysierte. So haben steigende Mengen von Glykokoll die Hydrolyse des Albumins entsprechend beschleunigt, jedoch nur bis zu einer Grenze geführt, an der dann eine Synthese der Abbauprodukte erfolgte. Somit können die abbauenden Faktoren unter geeigneten Bedingungen auch synthetische Wirkungen entfalten. Derartige Beobachtungen liegen auch vor; nach Croft Hill soll die Maltase aus Glucose ein Disaccharid bilden können, ferner zeigten Kastle und Loevenhardt, daß Pankreaslipase die Bildung von Äthylbutyrat aus Buttersäure und Äthylalkohol bewirkt.

Die Tatsache, daß schon geringe Mengen von Peptonen und Aminosäuren verhältnismäßig große Mengen von Eiweißkörpern abzubauen vermögen, spricht auch für den fermentativen Charakter dieser Körper. Endlich konnte auch unter bestimmten Bedingungen eine Thermolabilität dieser Körper nachgewiesen werden. Man kann daher unter proteolytischen Fermenten Eiweißabbauprodukte verstehen, die unter günstigen physikalischen und chemischen Bedingungen (Reaktion, Konzentration, Anwesenheit von Salzen, Kolloiden, Temperatur usw.) die Spaltung der Eiweißkörper beschleunigen und bis zu jener Grenze führen, an der sie sich selbst befinden.

Versucht man obige Annahme auch für andere Fermente anzuwenden, so mögen zunächst folgende Angaben berücksichtigt werden. Otha stellte in Neubergs Laboratorium ein äußerst aktives Emulsin dar, das eiweißfrei war und weder die Biuretreaktion noch die Ninhydrinreaktion gab. Ebenso konnte Fränkel zu Invertasepräparaten gelangen, die frei von Eiweiß und Eiweißabbauprodukten waren. Bemerkenswert sind die Angaben von Euler und Cramer, die nachweisen konnten, daß bei Vorbehandlung von Hefe mit Glucose Invertasebildung erzeugt wurde. Es war also denkbar, daß bei den kohlenhydratspaltenden Fermenten nach obiger Analogie Kohlenhydratabbauprodukte eine Rolle spielen könnten. Verfasser konnte nachweisen, daß einige gut wirkende Maltasepräparate viel mehr einer alkalischen Methylenblaulösung entfärben konnten, als andere minderwertige Präparate.

Sollte die Annahme, daß bei den Fermenten das entsprechende Abbauprodukt der wirksame Faktor ist, auch für andere Fermente nachweisbar sein, so könnte man die Fermente im allgemeinen als Abbauprodukte ansehen, die unter günstigen physikalischen und chemischen Bedingungen die Hydrolyse und Synthese der entsprechenden Körper beschleunigen, und in jene Stufe leiten können, an der sie sich selbst befinden.

Zum Schluß sei mir gestattet, Herrn Prof. Dr. E. Baur für das rege Interesse und für die zahlreichen, wertvollen Ratschläge meinen ergebensten Dank auszusprechen.

Über die proteolytische Wirkung der Eiweißabbauprodukte.
Proteolyse mit Trypsindialysaten, Wirkung von gallensauren Alkalien, Bedingungen der Eiweißlöslichkeit.

In einer jüngst veröffentlichten Arbeit[1]) hat Verfasser die proteolytische Fähigkeit von Aminosäuren und Peptonen nachgewiesen und sprach die Möglichkeit aus, daß die proteolytischen Fermente in der Hauptsache mit den entsprechenden Eiweißabbauprodukten identifiziert werden können. Ist diese Annahme richtig, so müssen die Fermentpräparate den obigen Eiweißabbauprodukten entsprechende chemische Reaktionen zeigen. So konnte auch gefunden werden, daß das Pepsin die Eigenschaften der Peptone, das Trypsin aber die der Aminosäuren aufwies. Es war folglich zu erwarten, daß die Trypsinpräparate dialysabel sind und daß das Dialysat eine abbauende Fähigkeit besitzt, während der in der Hülse zurückgebliebene Rückstand diese Fähigkeit verloren oder wenigstens davon eingebüßt hat. Der folgende Versuch sollte obige Frage entscheiden: 1 ccm = 10 mg einer 1 $^0/_0$ igen wässerigen Trypsinlösung brachte man einmal in ein Dialysierkölbchen mit 19 ccm Wasser, ferner 1 ccm = 10 mg Trypsin in eine Dialysierhülse, ebenfalls in einem Dialysierkölbchen mit 19 ccm Wasser als Außenflüssigkeit, überschichtete beide mit Toluol und ließ 24 Stunden im Brutschrank stehen. Im ersten Kölbchen befanden sich also 10 mg Trypsin in 20 ccm Wasser (a). Vom zweiten Kölbchen entnahm man die Hülse samt Inhalt, füllte diese in einen Meßzylinder und ergänzte mit Wasser bis 20 ccm (b); ebenso brachte man das Dialysat auf 20 ccm (c).

    a) 10 mg Trypsin in 20 ccm Wasser,
    b) Dialysierrückstand von 10 mg Trypsin in 20 ccm Wasser,
    c) Dialysat von 10 mg Trypsin in 20 ccm Wasser.

---
[1]) Biochem. Zeitschr. 68, H. 5/6, S. 402 bis 435, 1915.

Man setzt je 1 ccm von a, b und c mit 100 mg Albumin (frei von auskochbaren, mit Ninhydrin reagierenden Stoffen) in geprüften Hülsen mit 20 ccm Wasser als Außenflüssigkeit an, überschichtet mit Toluol und läßt 24 Stunden im Brutschrank stehen. Die Dialysate werden sodann mit je 0,5 ccm 1%iger Ninhydrinlösung in Porzellanschalen auf dem Wasserbade eingetrocknet, der Trockenrückstand portionsweise mit 90%igem Alkohol gelöst und auf ein bestimmtes Volumen gebracht. Die Lösungen werden im Colorimeter mit einer Glykokoll-Standardlösung verglichen[1]). Zur Herstellung dieser Lösung dampft man in einer Porzellanschale auf dem Wasserbade 0,5 ccm (0,5 mg) einer 0,1%igen Glykokollösung mit 0,5 ccm 1%igen Ninhydrinlösung zur Trockne ein, löst den Rückstand portionsweise in 90%igem Alkohol und füllt bis 10 ccm auf. Wenn „a" die Höhe (Schichtdicke) der Vergleichslösung, „b" die der zu prüfenden Lösung ist, so verhalten sich a:b wie x:0,5, vorausgesetzt, daß die zu prüfende Lösung auch bis 50 ccm aufgefüllt ist.

$x = \dfrac{a}{b} \cdot 0{,}5$, der Quotient $\dfrac{b}{a}$ kann einfacher mit „q" bezeichnet werden.

Die Resultate des Versuchs sind aus folgender Tabelle ersichtlich.

Nr.	Versuch	q Quotient der Schichtdicken	100 ccm Lösung enthalten mg Glykokoll
1	100 mg Albumin + 1 ccm a	0,91	46
2	100 „ „ + 1 „ a	0,83	42
3	100 „ „ + 1 „ b	Spuren	Spuren
4	100 „ „ + 1 „ b	Spuren	Spuren
5	100 „ „ + 1 „ c	0,50	25
6	100 „ „ + 1 „ c	0,45	23

Hieraus können folgende Tatsachen festgestellt werden.

Durch Dialysieren geht der wirksame Teil des Trypsins in das Dialysat über. Der in der Dialysierhülse zurückgebliebene kolloidale Rückstand ist fast vollständig unwirksam geworden durch das Hinausdiffundieren der mit Ninhydrin reagierenden Stoffe.

---

[1]) Münch. med. Wochenschrift. **27**, 1503, 1914.

Da nun solche Stoffe bei guten Trypsinpräparaten in größeren Mengen vorhanden sind, als in minderwertigen, scheint die Behauptung des Verfassers, daß im Trypsin der wirksame Teil aus einem Gemisch von Aminosäuren besteht, auch auf diese direkte Weise bewiesen zu sein. Daß der hinausdiffundierte Teil nicht ebenso stark wirksam ist, wie die nichtdialysierte Kontrolle, spricht dafür, daß einerseits die Kolloide von der wirksamen Komponente noch etwas adsorbiert enthalten, andererseits aber die Anwesenheit der Kolloide vielleicht durch die Oberflächenvergrößerung auf die Proteolyse einen günstigen Einfluß ausübt.

Beim weiteren Studium über die proteolytische Wirkung von Aminosäuren hat Verfasser gemeinsam mit S. Ackerberg[1]) gefunden, daß die aliphatischen Aminosäuren eine stärker abbauende Wirkung haben als die aromatischen. Besonders stark war die Wirkung des glucocholsauren Natriums und eines Gemisches von gallensauren Alkalien (aus Rindergalle krystallinisch hergestellt). Ein solches Gemisch von gallensauren Alkalien konnte sogar Fibrinflocken in sichtbarer Weise lösen. Folgender Versuch kann die Wirkung leicht demonstrieren.

1. 2 g Fibrinflocken (frisch vom Blut ausgewaschen) in 100 ccm Wasser,
2. 2 g „ + 0,5 g Gemisch von gallensauren Alkalien in 100 ccm Wasser.
3. 2 g „ in 100 ccm 0,5 % Na_2CO_4,
4. 2 g „ + 0,5 g Gemisch von gallensauren Alkalien in 100 ccm 0,5 % Na_2CO_3.

mit Toluol überschichtet.

Schon nach etwa 5 Stunden Stehen im Brutschrank gab eine Probe (10 ccm) aus dem Kolben 2 mit Sulfosalicylsäure und Essigsäure eine deutliche Trübung, wogegen eine Probe aus Kolben 1 negativ ausfiel. Probe 4 gab sogar schon eine ziemlich stark positive Reaktion, hingegen war 3 nur schwach positiv. Nach 24 Stunden war im Kolben 4 ein großer Teil des Fibrins in Lösung gegangen.

Die mit Sulfosalicylsäure und Essigsäure erzeugte Fällung löste sich beim Erwärmen zum Teil auf, was die Anwesenheit

---

[1]) Inaug.-Diss. Zürich 1915.

von Albumosen anzeigt. Es handelt sich also hier nicht allein um eine eiweißlösende Eigenschaft der gallensauren Alkalien, sondern vielmehr um eine katalytische Fähigkeit derselben bei der Hydrolyse von Eiweißkörpern, wobei das unlösliche Eiweiß in Lösung gebracht wird. Der Vorgang wäre so denkbar, daß unlösliches Eiweiß bereits in Wasser einer schwachen Hydrolyse unterworfen ist, wobei sehr geringe Mengen von Eiweißabbauprodukten, Albumosen, Peptone und Aminosäuren entstehen, durch Zusatz von gallensauren Alkalien wird diese Spaltung wesentlich beschleunigt. Zur Lösung von Eiweißkoagula muß demnach vorerst eine teilweise Spaltung erfolgen. Je mehr von den Spaltprodukten entstehen, um so mehr geht vom unlöslichen Eiweiß in Lösung, so daß man den Eindruck gewinnt, als ob die entstandenen Abbauprodukte das Eiweißkoagulum in kolloidalem Zustand zerteilen können. Eine solche „peptisierende Wirkung" der Eiweißabbauprodukte ist noch deutlicher in sodaalkalischer Lösung, wobei vielleicht die Alkalisalze der Abbauprodukte für die „Peptisation" günstiger sind.

Unlösliche oder koagulierte Eiweißkörper können aber auch durch starke Alkalien oder Säuren allein in Lösung gebracht werden. Vielleicht wird hier die peptisierende Wirkung durch die gebildeten Verbindungen der Säuren oder Alkalien mit den Spaltprodukten hervorgerufen. Bei der Peptisation ist zunächst die Säure oder das Alkali beteiligt, die einige Bausteine vom Eiweiß absprengen und mit ihnen Verbindungen eingehen. Dieser Prozeß ist zwar schon eine Hydrolyse, führt aber zunächst nur Auflösung des Koagulums in den kolloidalen Zustand, womit die Angriffsoberfläche für die Hydrolyse vergrößert wird, und nun setzt die eigentliche Spaltung ein. Die als Endprodukte resultierenden Aminosäuren können nach folgenden Type nerscheinen:

1. $-NH_2.COOH$: Eine solche Lösung enthält äußerst wenig Ionen und gleich viele H und OH, sie reagiert daher neutral und leitet den elektrischen Strom fast gar nicht.

2. $-NH_2.HCl.COOH$: Solche Lösung reagiert sauer und leitet den elektrischen Strom teils wie Salzsäure, teils wie ein salzsaures Salz.

3. $-NH_2.COONa$: Die Lösung reagiert alkalisch und leitet

den elektrischen Strom teils wie Natronlauge, teils wie ein Salz derselben.

4. $-NH_2.CaCl_2.COOH.XH_2O$: Solche chemisch einheitliche Verbindungen geben nach P. Pfeiffer und J. v. Modelski[1]) Ameisensäuren und Polypeptide mit Neutralsalzen. Solche Körper sind nach stöchiometrisch einfachen Verhältnissen zusammengesetzt und entstehen schon beim Verdunsten der wässerigen Lösung der Komponenten bei gewöhnlicher Temperatur. Die Anwesenheit einer Spur Essigsäure begünstigt die Bildung dieser Verbindungen, die auch in wässeriger Lösung existenzfähig sind.

Je nach der Anwesenheit von Wasser, Säuren, Alkalien und Salzen werden bei der Hydrolyse die obigen vier Typen von Aminosäuren resultieren. Aber auch bei der Eiweißsynthese können sich derartige Aminosäuren beteiligen; so wären die Reaktionen verschiedener Eiweißkörper erklärlich. Bekanntlich reagieren die Albumine neutral, die Globuline, Phosphoglobuline, Nucleoproteide und Glucoproteide sauer, die Histone und Protamine alkalisch. Vielleicht sind diese Eiweißarten aus den entsprechenden neutralen, sauren oder basischen Aminosäuren aufgebaut, oder es sind noch solche Aminosäuren als Verunreinigung vorhanden. Es wäre denkbar, daß bei der Isolierung der Eiweißkörper zufolge ihrer kolloidalen Natur noch unverbrauchte Aminosäuren adsorbiert enthalten. Solche Eiweißkörper wären also dadurch charakterisiert, daß in ihren Lösungen neben dem kolloidalen Eiweiß noch die entsprechenden neutralen, sauren oder basischen Abbauprodukte zugegen sind. Alle Reaktionen also, die geeignet sind, die Abbauprodukte aus dem gelösten Zustand in unlöslichen zu überführen, bedeuten eine Beseitigung dieser Lösungsfaktoren und führen zu einer Fällung der Eiweißkörper. Das gründlichste Mittel zur Entfernung der Abbauprodukte zwischen den Teilchen des Eiweißkolloids ist das Erhitzen, wobei die Partikelchen sich zusammenballen und von den adsorbierten, löslichen Abbauprodukten befreit werden.

Bei der Fällung mit Alkohol kommt zu der wasserentziehenden Wirkung auch die fällende Wirkung auf die Abbauprodukte hinzu, wodurch auch das Kolloid nicht in Lösung bleiben kann.

---

[1]) Zeitschr. f. physiol. Chem. 81, 329, 1912.

Beim „Aussalzen" der Eiweißkörper mit Neutralsalzen könnten vielleicht komplexe Verbindungen (Pfeiffer und Modelski) entstehen, welche die Löslichkeit von Eiweiß beeinträchtigen.

Mit Schwermetallsalzen bilden sich meistens unlösliche Verbindungen von Aminosäuren und Peptonen, wodurch die lösende Ursache verschwindet und Eiweiß ausfällt.

Auf Zusatz von wenig Mineralsäure können nach Typus 2 weniger lösliche Aminosäuren frei werden, oder schwer lösliche saure Verbindungen entstehen, wodurch das Kolloid sich abscheidet. Bei Zusatz von viel starker Säure löst sich Eiweiß auf, wahrscheinlich durch reichliche Bildung von Spaltprodukten.

Interessant ist, daß Alkalien nicht als Eiweißfällungsmittel gebraucht werden können, dagegen ist es bekannt, daß sie sehr leicht Eiweiß lösen. Hierbei werden wahrscheinlich Aminosäuren vom Typus 3 abgespalten, die wasserlöslich sind und auch Eiweiß in Lösung halten können.

Obige Überlegungen können auch bei der Definition der koagulierbaren und nicht koagulierbaren Eiweißkörper angewandt werden. Die ersteren bestehen demnach vorwiegend aus kolloidalem Eiweiß und daneben noch aus Abbauprodukten; die letzteren aber enthalten mehr Spaltprodukte und weniger kolloidales Eiweiß. Wenn die Koagulierbarkeit als eine typische Eigenschaft der Eiweißkörper angesehen werden kann, so müssen alle übrigen, nicht koagulierbaren Eiweißstoffe schon als Abbaustufen bezeichnet werden. **Die eigentlichen Eiweißkörper wären demzufolge nur die durch Knochen denatuierten Eiweiße, da diese am gründlichsten von ihren Abbauprodukten befreit sind.** Folglich müßten in allen Eiweißstoffen, die nicht durch Auskochen gereinigt worden sind, noch Abbauprodukte zu finden sein. Tatsächlich konnte Verfasser in 28 tierischen und 6 pflanzlichen Eiweißen mehr oder weniger auskochbare Eiweißspaltprodukte nachweisen.

Daß die Anwesenheit von Eiweißabbauprodukten bei der Peptisation und auch beim Abbau eine wichtige Rolle spielt, konnte experimentell bestätigt werden. Einige Eiweißkörper wurden sowohl in nativem wie auch in denatuirertem Zustande einmal mit Trypsin, ferner mit Aminosäurengemischen proteolysiert. Es stellte sich heraus, daß der Abbau der nativen Eiweißkörper viel schneller erfolgte als der der denaturierten, und zwar verhielten sich hierbei die Aminosäuren dem Trypsin analog. Es war auch der Gedanke naheliegend, daß ein Eiweißkoagulum durch Zugabe seiner, durch Kochen entfernten Abbauprodukte wieder in Lösung gebracht werden kann. Der folgende Versuch ist auch in diesem Sinne ausgefallen: 5 g Hühnereiweiß wurden bei 37^0 in 500 ccm Wasser gelöst, in der Lösung das Albumin durch Kochen und Ansäuern mit verdünnter Essigsäure koaguliert und das gut durchgerührte Reaktionsgemisch in zwei Teile geteilt. Die ersten 250 ccm enthielten Eiweißflocken nebst Abbauprodukten in saurer Lösung; man fügte 1,25 g Natriumcarbonat hinzu und überschichtete mit Toluol. Die zweiten 250 ccm wurden filtriert, das Albumin mit heißem Wasser gewaschen und dann mit Alkohol und Äther getrocknet; dieses Koagulum wurde ebenfalls in 250 ccm $0{,}5^0/_0$iger Natriumcarbonatlösung gebracht und mit Toluol überschichtet. Nach mehreren Stunden Stehen im Brutschrank konnte beobachtet werden, daß im ersten Kolben, wo die Abbauprodukte zugegen waren, die großen Eiweißflocken sich feiner verteilt haben und die Lösung allmählich trübe geworden ist; im zweiten Kolben war dagegen das Koagulum unter wasserklarer Lösung. Man nahm je 10 ccm von beiden Kolben, zentrifugierte sie und prüfte mit Sulfosalicylsäure und Essigsäure; in der ersten Probe trat eine deutliche Trübung auf, während die zweite klar blieb. Nach 24 Stunden gab Probe 1 mit Sulfosalicylsäure schon eine flockige Fällung, dagegen blieb Probe 2 klar. Wenn auch nicht alle Eiweißflocken in Lösung gingen, war, namentlich im Vergleich mit der Kontrolle, die lösende Wirkung der Abbauprodukte eine verhältnismäßig große.

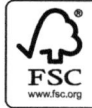

MIX
Papier aus verantwortungsvollen Quellen
Paper from responsible sources
FSC® C105338

If you have any concerns about our products,
you can contact us on
ProductSafety@springernature.com

In case Publisher is established outside the EU,
the EU authorized representative is:
**Springer Nature Customer Service Center GmbH
Europaplatz 3, 69115 Heidelberg, Germany**

Printed by Libri Plureos GmbH
in Hamburg, Germany